職場復工與配工實務手冊

傷病之後

臺中榮民總醫院

詹毓哲 等——著

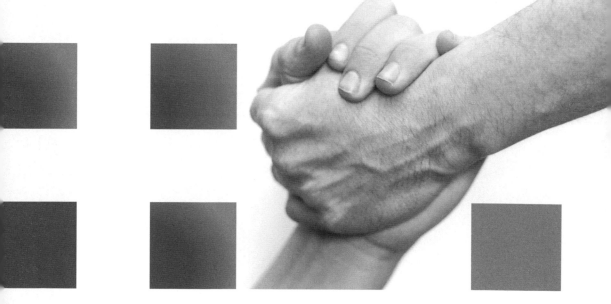

院長序

　　人的一生，花在職場上的時間占了約三分之一的人生，對某些職業的人而言比例甚至可能拉高至二分之一也不為過。工作帶給我們的不僅有收入或成就感，更是每個人回饋社會的共同方式，透過各行各業的努力，我們的生活環境才能蓬勃發展，日異月新。

適性復工是打造友善職場不可忽視的環節

　　身處管理階層，十分明白員工是醫院最寶貴的資產。當員工於工作中發生意外或者罹患職業傷病，除了申請勞工保險的補償外，如何協助重返職場、提供適當的工作環境絕對是必要且重要的。過去我的學生因青光眼影響工作，當時我適時調派人力，根據其疾病與風險調整他的工作內容，避免病情耽誤一位傑出醫師的養成，回顧當時的行為正是這本手冊所要傳達的復工、配工理念。

臺灣第一本復工實用操作手冊

　　藉著本院職業醫學科與其他同仁的共同努力完成這本書籍，內容囊括復工分析架構、本土法規，以及完整的案例解析，是臺灣第一本復工實用專書，目的即是希望能推廣復工以及配工的概念和實際應用。適性復工不僅需要臨場醫師、護理師等人的努力，亦偕同社會大眾不論是資方抑或是勞方，共創友善工作職場，共榮臺灣社會。

職業醫學的精神──預防勝於治療

　　前人所謂「上醫醫未病之病，中醫醫欲病之病，下醫醫已病之病」，印證醫學「預防勝於治療」的理念。以此為基礎磐石，延伸出的職業醫學專科、職業安全衛生學科等，提供我國由上到下、由政府機關至事業單位再至勞工朋友更具保障的工作環境。

　　臺中榮民總醫院是中部唯一國家級醫學中心，致力於鞏固大中部地區民眾的健康福祉，我更期許同仁將眼光放遠、格局拉大，立足於前人的良好基礎上，更應謙虛自省，致力創造更高的價值，讓臺灣的醫學成就在世界舞台上大放異彩。

臺中榮民總醫院院長 陳適安

推薦序

創造雙贏健康職場，陪伴勞工適性復工

　　對雇主與勞工來說，職業傷病都是最不希望遭逢的噩耗。而當傷病不幸發生時，盡可能協助勞工朋友恢復工作與生活的能力，安全返回職場，於勞方、於資方，甚至是家庭、職場與社會，都會是最好的結果。可以這麼說，替受傷勞工量身適性復工、配工，不但是照護勞工健康的必要措施，更是事業單位永續經營的金鑰，唯有陪伴勞工走得更久、更遠，才能創造雙贏的健康職場環境。

　　當接到毓哲與臺中榮總職醫科同仁的邀約，請我為這本書寫序時，心中其實感到莫大振奮。我在英國倫敦大學攻讀公共衛生及熱帶醫學學院流行病學與群體健康博士期間，曾注意到當時英國皇家內科醫師學會及職業醫學會共同出版了第一版的 *Fitness for Work*（無中文翻譯，暫譯為適性復工手冊），這本書後來被喻為職場健康與復工評估的聖經，直至今日，國內外職業醫學科醫師與專家們，都用為教科書廣泛地閱讀。

　　實務上，一個完善的復工評估，必須考量產業特性、國家建設與發展程度，及在地的法規與文化等，若將國外的參考書籍直接套用在臺灣職場的復工評估場景上，實用性確實有所限制。本書納入我國勞動相關法規等重要參考資料，透過討論本土案例的互動方式，引領讀者們進入復工、配工過程中實際上會遇到的各種情境，為臺灣職場復工與配工評估開立了一帖良方。時光荏苒，在我投入職業與環境醫學領域三十年後，終於看到臺灣出版第一本探討復工評估的專書，個人

認為本書是臺灣職業醫學發展的一大里程碑，身為毓哲的老師，看到他帶領的臺中榮總團隊能夠完成此項任務，深感榮幸與欣慰。

醫學知識對於專精在不同領域的讀者，往往是艱澀難懂的。我曾有幾次出版中文書籍的經驗，發現要將專業通俗化，把生硬的語彙轉化成一般民眾可以理解的資訊，著實需要花費不少苦功。本書分享常見復工案例的完整評估歷程，其中不乏原本可能成為勞資協商困境的複雜個案，臺中榮總團隊都能使用淺顯易懂的文句，說給讀者們聽，擴大這些知識的實用價值。

在我起草序文的同時，臺灣正面臨新冠疫情最嚴峻的考驗，人們的面孔已被密不透風的口罩遮蓋兩年多，不斷期盼著大疫情後黎明的到來。在忙碌的防疫生活中讀著本書的文稿，一幢幢畫面使我不禁反思，身為公共衛生學者與職業醫學科醫師，究竟能再多做些什麼，進一步保障廣大勞工朋友的權益。

最後，我祝福每位即將閱讀這本書的讀者平安、健康，不論您是勞工、雇主、醫護人員，或是各行各業的從業人員，在這個社會中都是不可或缺且重要的角色，讓我們攜手共創臺灣社會更美好的未來。

國立臺灣大學環境與職業健康科學研究所特聘教授
國家衛生研究院國家環境醫學研究所特聘研究員兼所長
國立臺灣大學醫學院附設醫院環境及職業醫學部主治醫師
臺灣公共衛生學會理事長
陳保中

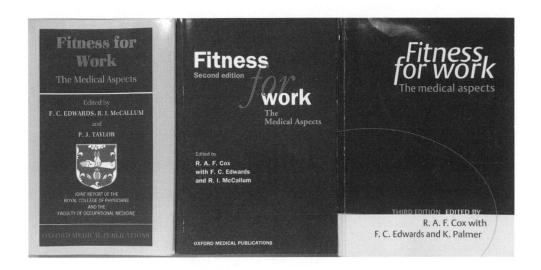

推薦序
上手職業健康服務的實用工具書

　　擁有一份良好的工作，對一個人的身心健康無比重要；擁有良好的勞動環境，更是一個社會能和諧與永續發展的重要基石。如何讓工作者，不分貧富貴賤，都能在勞動過程中獲得應有的尊嚴與回饋，並在工作中免於傷病威脅，是勞動與健康政策應該追求的目標。

　　近年來臺灣的職業安全健康制度有顯著進步，尤其 2013 年勞工安全衛生法修正為職業安全衛生法，以及 2021 年勞工職業災害保險與保護法完成立法，在預防與補償制度的改革上均有重要突破。然而臺灣職場仍存在許多問題，怵目驚心的重大工安事故不時出現在媒體報導，而職業傷病勞工受到不合理對待，甚至被惡意解僱的情事，也時有所聞。另一方面，職業病認定率顯著低於大多數先進國家，顯示許多職業傷病問題未被看見，勞工身心受損未受合理補償，也就造成雇主職業傷病預防與補償責任的逸脫。

　　在職業安全健康體系之中，醫療人員扮演重要的角色。不論是在傷病的早期預防、傷病發生時的診治與認定，以及傷病發生之後的醫療照顧與復健復工，各個環節均需各種醫療人員以不偏頗勞雇任一方的中立角色提供專業服務。鑑於勞雇雙方在權力與社會資源上的不對等，醫療工作者更須站在保護社會弱勢的角色，保護工作者的職場安全與健康福祉。

　　勞工職業災害保險與保護法於 2022 年五一勞動節正式施行，不僅擴大職災保險的涵蓋人口，也建立職災勞工重建服務制度。在制度

改革之際，欣聞臺中榮民總醫院職業醫學科醫療團隊針對職業健康服務制度出版專書。

　　本書旨在介紹臨場健康專業人員如何協助職場進行配工，並協助罹病勞工復工。本書收錄十九個單元，主題包括國人常見的疾病類型如癲癇、貧血、糖尿病、腫瘤、肌肉骨骼疾病、心理精神疾病等，另也包括孕期勞工與中高齡勞工的職場健康管理議題。各個單元均以生活化的案例為引子，接著對疾病或健康問題本身、工作者工作能力評估、復配工規劃、相關法規等面向一一做介紹，最後並對雇主、勞工與醫護人員提出建議。本書作者群具備豐富的臨場健康服務經驗，更難能可貴的是書寫方式深入淺出。對於職業健康服務人員而言，本書是相當實用的上手工具書，對於想多瞭解復配工服務制度的讀者而言，也是頗具參考價值的科普書。

　　　　臺灣大學公共衛生學院／健康政策與管理研究所教授　鄭雅文

推薦序

臨場健康服務的專業解決方案

　　自民國 110 年勞工健康保護規則修法後，開啟了國內職場勞工健康服務的大門，循序從大型企業推展到中小型事業單位。臨場健康服務的內容，也從過去的健康諮詢與健康促進，進展到特殊作業健康管理、人因、過勞、母性、不法侵害與中高齡預防等多元服務範圍。

　　適性配工是勞工健康服務的重要議題，臨場服務過程經常聽到，員工罹患板機指、骨折，什麼時候可以復工？復工後是否需要調整工作？員工罹患癲癇，或是接受心導管手術後，是否適合原有工作？是否可輪班工作？由於目前國內缺乏相關參考書籍，這些的問題，往往造成事業單位與臨場服務團隊之困擾。

　　本書整理臨場健康服務常見的適性配工問題，透過團隊成員集思廣益與討論，提供專業的解決方案，每章節內容包括醫療考量，法律考量，公司與個案提醒，以及模擬案例之介紹，透過本書的指導與學習，將可妥善解決員工適性配工問題，並協助員工順利重返職場。

　　與臺中榮總職業醫學團隊有多年合作之經驗，其團隊成員具有職業醫學、急診醫學、毒物學、家庭醫學、法律、安寧緩和等跨領域專長，本書集眾人之智慧，實乃適性配工之最佳參考著作，本人樂於推薦。

中山醫學大學附設醫院職業醫學科主任、中山醫學大學醫學系教授

中華民國環境職業醫學會常務理事、

職業健康服務委員會主任委員（2020.7-2024.7）　陳俊傑

推薦序
勞工實務者必備案頭書

　　勞工發生職業災害，雇主應補償其必需之醫療費用。勞工在醫療中不能工作時，雇主應按原領工資數額予以補償。這是我國勞動基準法第 59 條的規定。

　　法律明文規定「補償」而非「賠償」，可知勞工請求醫療費用及原領工資時，無須證明雇主對於事件之發生存有過失。這項看來保護勞工的規定，從實務者的眼光來看，似乎並非如此。正因雇主就職業災害之發生不一定存在過失，法律卻規定無論如何雇主皆應負擔醫療費及原領工資，醫療費限於「必需」，且因為臺灣全民健保的普及，雇主的負擔不大。大部分的雇主在乎的是「原領工資」，只要勞工在醫療中不能工作，雇主即須按其原領工資額予以補償。所謂的原領工資，可以理解成原來的月薪。就算有勞保給付七成薪，勞工不能出勤，雇主仍要固定給付月薪，這使得雇主所在意的點，會從月薪的三成移轉到「醫療中不能工作」的定義。

　　然而能否工作，雇主與勞工的想法並不一致。勞工於職業災害前的工作，只要職業災害的醫療期間持續一定的期間，原工作都會被其他人取代。再者，勞工會主觀地認為所謂的「不能工作」，指的是原來的工作；雇主卻認為只要能動能出勤，即使只負責接電話，就是「能工作」。

　　實務上，若是發生職業災害的原因是在職場發生，大部分的雇主比較不會為難勞工。會鬧上法院的，往往是勞工發生職業災害的原

因是因為上下班途中的車禍。這種情形，雇主會更覺無辜，不願勞工在家坐等原領工資，即使勞工尚未完全復原，或是仍不能回到原來崗位，雇主仍想透過指揮監督權，命令勞工回來公司接任「較輕鬆的工作」。

這在實務判決中屢見不鮮。試舉高雄地方法院 2022 年 6 月 23 日的 110 年度勞訴字第 196 號判決為例。

勞工於 2019 年初下班時發生車禍，受有右側膝部內側副韌帶扭傷及部分撕裂傷、併右側膝部創傷後骨關節炎等傷害，經勞保局認定為通勤職災，核定自 108 年 3 月 26 日起至 109 年 8 月 31 日止之職業災害傷病給付，經高雄長庚醫院工作強化中心評估，勞工無法從事原收銀員之工作，亦不宜久站久走、激烈運動或搬重物。但雇主則依同一評估內載「個案能力無法符合原收銀員的工作需求，現階段若需返回職場，可安排在坐姿下，進行手部操作但不要求速度之工作，不宜下肢過度負重……」，被告乃於 110 年 3 月 31 日以 LINE 通知原告，已依醫囑內容安排原告進行「在坐姿下，進行手部操作但不要求速度之工作」，並請原告於 110 年 4 月 6 日復工上班，工作內容上調整為「在不增加你腳傷負荷的情況，且不要求速度的情況下，請你坐著貼商品條碼」。

若依本書的建議，「一般而言，肌肉骨骼疾病之勞工並不需要等待完全復原後才回到職場，而復工本身也可以是復健過程的其中一環，提供過渡性的工作調整對於復工也有幫助。合理的評估能夠幫助勞工克服復工的障礙，以達到僱傭雙方的最佳利益。」從這點來看，法院的判決認為雇主要求勞工回復工作，並非不合理的要求。

　　本書誠如勞雇雙方遇有職災時必讀之書，更是勞工實務者（勞工行政、律師、法官等）必備之案頭書。

　　專任勞工律師三十餘年，天主教輔仁大學學士後法律系勞動法兼任講師　　　　　　　　　　　　　　　　　　　　　　　蔡瑞麟

推薦序
共創安全、健康、友善的職場

職場勞工健康照護責任與推手

由於事業單位行業屬性、組織規模、勞動環境及工作型態不同，因此勞工所面臨之工作場所環境、健康危害因子及傷病類型也會有其差異性，職場醫護人員為守護勞工健康之最前線，當勞工不幸發生傷病事件後，也是協助復配工之重要推手，如何照護傷病勞工並使其健康復原而重返職場工作，是政府推動健康政策之一，勞動部強調，為職災勞工安置適當之工作並提供其從事工作必要之輔助設施，是雇主的法定責任。

復配工協助之規定與重要性

勞工健康保護規則第 9 條、第 11 條及第 23 條已有明文規定雇主及相關人員，應協助辦理選配工、復工評估及對檢查結果異常之勞工應由醫護人員提供其健康指導；其經醫師健康評估結果，不能適應原有工作者，應參採醫師之建議，變更其作業場所、更換工作或縮短工作時間，並採取健康管理措施。

復配工是職業災害後的重要議題，包括一連串之階段性服務過程，藉由醫護人員專業之協助，讓職災勞工能儘速重返職場工作，可降低勞工在等待期或嘗試復工期間所耗費之時間、金錢、醫療及社會成本。

提升專業知能小幫手——復配工臨場實務手冊

　　為守護勞工健康與安全，從事勞工健康服務之醫護及相關人員需持續不斷的學習，以因應職場勞工健康問題處理與需求協助。若能善用管理工具、指引與書冊，將有助於工作執行、工作效能及專業知能之提升。

　　非常感謝臺中榮民總醫院職業醫學科醫師及團隊，費時、用心及專業撰寫復配工臨場實務手冊，藉由不同傷病案例分享，讓我們瞭解如何協助職場進行復配工之作業。此手冊規劃周詳，內容多元豐富，包含疾病簡介與流行病學、疾病個案之工作能力評估、復配工所需資料、工作建議及注意事項、個案配工及管理方法、給勞工與醫護人員提醒事項及有關法源規定等，是一本結合理論與實務之手冊，衷心推薦給大家參考及運用。

共創安全、安心及健康友善職場

　　工作安全與健康是基本勞動人權，職業安全衛生與勞工健康服務推動價值，就是要預防勞工發生職業災害與傷病。維護職場安全與健康是雇主、組織有關部門、醫護人員及勞工共同之責任與義務，雇主應將安全與健康工作融入企業經營管理之項目，對勞工展現健康關懷、協助及對生命的重視，以期達到勞資雙贏及企業永續經營之目標。

臺灣職業健康護理學會第五屆理事長　王紫庭

目錄
Contents

前言
初衷與願景

作者：詹毓哲、朱為民

本書初衷的精神

　　幾年前，在職業醫學科門診診間，有一個病人神情抑鬱地走了進來。曉儀是一個 36 歲女性，在大賣場工作。36 歲，本當是工作上最黃金的年代，可以好好衝刺，而她卻述說著自己身上所具有的種種疾病如何逐步限制了她的工作能力：糖尿病、腰椎椎間盤突出、貧血、關節炎……她說：「其實我很想做，但身體就是沒辦法。」然而，若是她爭取去做那些她可以做的工作，又會容易遭受到雇主、同事的側目，覺得她是不是在偷懶。最後的結果，就是她工作愈來愈不快樂。在門診的最後，曉儀跟我說：「我真的很想要繼續工作，我會非常努力。」認真的樣子讓人有點心酸，也讓人思考，這樣的工作者有多少呢？我們如何幫助這樣的工作者、雇主與事業單位？

　　憲法第 15 條規定人民之工作權應予保障，人民從事工作並有選擇職業之自由。法國諾貝爾文學獎作家阿爾貝・卡繆曾說：「沒有了工作，所有生命都會腐朽。但如果一份工作缺乏靈魂，生命就會窒息而死。」可見職場的成就感豐富了人的生命，創新投入的樂趣更滿足了靈魂。與此同時，工作中無可避免潛藏了健康的危害，如營造、傳統製造所致外傷、物理性、化學性傷害，到近年的新興職業病，如工

作壓力造成過負荷、精神相關疾病，人因危害所致肌肉骨骼疾病，還有傳染性疾病等。如何將合適的人安排在適當的工作場所，配工就顯得相當重要。臺灣正面臨高齡化、少子化的嚴峻挑戰，藉由醫護專業適性的配工評估，讓妊娠中母性工作者可以安心工作，讓中高齡、高齡勞工能更全心貢獻於職場，均有助於減緩高齡與少子所帶來的衝擊。更能預防因工作帶來了難以抹滅的傷病遺憾。

本書落實的理想

　　臨場健康服務導入醫護團隊的適性配工評估，保障工作者的工作效益，更保護其健康。如氣喘病史之勞工能否勝任粉塵作業？又如心肌梗塞過後康復之工作者，是否依舊能執行夜班工作？更如癲癇病史勞工是否絕對禁止高架作業？以往在不同醫護團隊，不同專科專長評估下，因缺乏共識，有時會衍伸不同的見解與建議，造成雇主與勞工於工作調配上困惑與不確定因素。落實專業風險評估，導入正確專業適性的配工評估，讓工作者可以安心工作，催生了本書的產生。感謝所有參與本書編撰審視的作者，因為這份熱忱與執著，才能讓本書落地，期望有助於推廣復工以及配工的概念和實際應用，真正落實「預防勝於治療」的理想。

前言
架構與參考書籍、法律意義

作者：林宇力

依據臺灣職業安全衛生法第 21 條及勞工健康保護規則第 9 條與第 11 條規定，雇主有使醫護人員為勞工進行復配工的法定義務。對此，目前國內已有「復工工作服務指引」與「適性配工工作服務指引」可供查詢，惟尚無針對特定疾病復配工的具體化建議。

本書架構與參考資料

本手冊同時參考 *AMA Guide to the Evaluation of Work Ability and Return to Work*（簡稱 *Return to Work*）、*Fitness for work: The Medical Aspects*（簡稱 *Fitness for work*）以及 *MDGuidelines* 線上資料庫之建議及數據。

參考 *Return to Work* 一書之分類，本手冊採用 R-C-T 架構進行工作能力（Work ability）評估，分為**風險**（Risk）、**體能**（**Capacity**）及**耐受性**（**Tolerance**）三個面向。風險的意義是從事特定作業可能造成危害的風險，應施予工作禁止（Work restriction）；體能的意義是在接受完整訓練及工作適應後之最佳表現，然就體能上無法完成者施予工作限制（Work limitation），以保障該工作者權益與職業場所之安全；耐受性的意義是承受特定工作活動之能力，與症狀及報償有關，應納入評估考量。藉由不同角度切入，達成評估無死角的目標。

復配工評估之法律意義

　　對於勞資雙方而言，復配工評估於法律上具有重要意義。首先，復配工評估屬於民法第 483-1 條雇主安全配慮義務的範疇，如未履行則屬違反保護他人之法律，雇主須負擔債務不履行及侵權行為之損害賠償責任。其次，復配工評估影響勞基法上的解僱正當性，包含勞基法第 11 條第 5 項「勞工確不能勝任工作」與「解僱最後手段性原則」之認定，亦與勞工因病績效不達之合法處理相關。再者，依據勞基法第 13 條，雇主不得於職災勞工醫療期間將其解僱，而勞工經復配工評估成功返回職場後，即可視為醫療期間中止。最後，即便勞工仍處於職災傷害醫療期間，如已經合法復配工評估，且無礙於醫療，勞工即有依雇主指示提供勞務的責任，否則即屬勞工惡意行為，即便仍於職災傷害醫療期間，應不在勞基法第 13 條及勞工職業災害保險及保護法第 84 條的解僱保障範圍內。

　　依據法院見解，有效復配工之要素包含落實「多次評估」、「客觀量測」、「前後比較」，並務必讓員工「簽名同意」評估結果與調整措施。另外，雖然目前復配工未規範完成時限，仍建議於勞工復職前即完成評估，以達工作內容討論與調整之目的。

前言
系統流程圖說明

作者：楊翰選

從使用流程圖開始，嘗試適性復配工評估

本手冊的每個系統章節內皆附帶一張復工建議流程圖，其中包含了左、右兩個區塊，左半邊為復配工諮詢建議流程，右半邊為個案管理之建議流程。

從疾病發生到復工結案，不再需要追蹤，過程往往相當耗時。個案從診斷、治療，到開始復健，常已經過數週，甚至是數個月的時間，且尚需考量在事業單位內部之人事行政程序，以上都是延遲個案復工的原因之一。另外，多數情況下，醫護人員的臨場服務時間短暫，難以持續給予復工評估後續的密切關懷與管理建議，可能因此影響復工的成效。

本手冊之作者及編輯群認為，「及早介入」與「持續追蹤」是達成適性復工的兩項重要因素。讀者可以從復配工諮詢建議流程中，找出什麼樣的個案適合安排復工或配工評估諮詢，以及對於該系統疾病，須優先考量哪些事項，如特殊的疾病狀態或是作業危害特性，同時也針對該系統疾病簡述復、配工建議要點；在個案管理之建議流程中，我們羅列該系統疾病最重要的幾項追蹤項目，以及何時應重新替個案安排復、配工評估。

　　流程圖的思考邏輯以本手冊引用的風險—體能—耐受性架構（R-C-T）為骨幹，透過簡要的視覺化設計，希望幫助讀者理解復工評估的精神，並且快速上手，讓每位不幸遭受職災的個案都達成適性復工。本手冊的章節順序除參考國外書籍的排版方式，也考量我國近年職業病補償核定件數之順位而排定，以體現本土職業病特色，並增進讀者使用上之方便性。本手冊如有考慮未周詳之處，敬請各界同好不吝給予指教。

1 肌肉骨骼系統疾病及四肢外傷

作者：楊方綾、林承賦、何欣恩
編輯：蘇致軒、楊翰選

生活化案例分享

　　陳美女在國小餐廳擔任廚師約 21 年，每天都要為全校師生 200 多人提供一整天的餐點，每每看到孩子們吃完午餐滿足的笑容，都能讓她忘記工作的辛苦。然而，最近幾個月開始，美女感到雙手手腕疼痛、麻木等症狀，到醫學中心神經外科就診才知道自己罹患的是腕隧道症候群。經過一陣子的保守治療，雙手的症狀沒有得到明顯改善，因此在一個月前接受外科手術治療。術後美女覺得自己的雙手握力沒有完全恢復，對於什麼時候可以再勝任廚師的工作感到很徬徨，也想知道該疾病是不是和過去的工作相關，因此到職業醫學科門診就診尋求復工評估。

疾病簡述

　　職業性肌肉骨骼傷病（Work-related MSDs）是指同一肢體重複執行同樣動作、缺乏休息、長時間累積過度負荷，造成肌肉、神經、韌帶、肌腱、關節、軟骨和椎間盤之發炎、疼痛或傷害，常見部位如肩頸、上肢與下背部。根據 107 年臺灣勞動部職業安全衛生署統計之全國職業傷病通報統計，職業性肌肉骨骼疾病占所有通報

個案之 37.7%，為所有職業疾病中比例最高者，其中又以製造業最多（29.2%）、營造業居次（19.4%）。肌肉骨骼系統疾病多與暴露在工作場所的人因危害因子有關。最主要的人因性危害因子包括超過體力負荷的施力、重複性動作、不良姿勢、組織壓迫及振動衝擊等，其他影響因素包括長時間的靜態負荷、無適當休息、久坐或久站、工作溫度或勞工個人特質等。

1. 肌肉骨骼傷病是導致勞動者工作能力下降、失能與長期請病假常見的原因，也是導致提早退休的顯著因子。根據歐洲職業安全與健康局調查，上肢肌肉骨骼疾病與傷害平均每年造成 13.3 天病假，下肢肌肉骨骼疾病與傷害平均每年造成 21.8 天病假。

2. 肌肉骨骼疾病易造成勞工行動不便及持久不適，影響勞工的生活品質，也因罹患肌肉骨骼疾病而使勞工收入減少，加上勞工傷病賠償金額與醫療費用提高，所造成的社會經濟負擔遠超過其他的職業疾病。統計顯示肌肉骨骼疾病造成的整體損失，近年在歐盟約 2,160 億美元，占 GDP 的 1.6%；在美國約為 1,680 億美元，占 GDP 的 1.5%。在臺灣近年的勞保給付金額將近 20 億臺幣，占我國 GDP 的 0.7%。由此可見工作造成的肌肉骨骼疾病是先進國家一項很嚴重的職業安全衛生問題。

3. 勞工因職業傷病而請假是綜合生理、心理與社會因素的結果，因此在介入時應考量到所有會影響勞工復工的因素，如害怕再度受傷、對於工作滿意度低、工作者對工作模式缺乏控制性、多重共病、社會支持不良之職場、憂鬱或焦慮等。在介入問題時，應該瞭解其中的社會心理因素。

4. 一般而言，肌肉骨骼疾病之勞工並不需要等待完全復原後才回到職場，而復工本身也可以是復健過程的其中一環，提供過渡性的工作調整對於復工也有幫助。合理的評估能夠幫助勞工克服復工的障礙，以達到僱傭雙方的最佳利益。應及早介入復工評估流程，因為勞工離開職場的時間越久，順利回復工作的可能性就越小。

5. 具有彈性的工作內容和設計良好的工作環境能夠促進勞工進行安全且有效率的工作，相對的，工作環境是否能因應勞工情況適當調整也會影響傷病勞工的工作適能（fitness for work）。

6. 由於肌肉骨骼傷病的種類極為廣泛，且與工作狀況的相關性亦頗為複雜，因此單只提供固定或特定的人體工學調整是不恰當的，最好的處理方式應是個別化的評估與處置。

7. 人因工程的介入包括改變工作的內容或流程、改善人因工程設計、重新設計工具等。人因工程調整應該與其他改善措施一併進行。以上肢疼痛之人因工程改善為例：

疼痛部位	誘發疼痛之動作	可行之人因工程改善
肩部，如旋轉肌袖症候群（Rotator Cuff Syndrome）	伸手高過頭部（overhead reaching）	減少伸手向上動作 設置扶手
肘部，如上髁炎（Epicondylitis）	前臂施力旋前或抓握（pronation and grip）	更換較大的握把 減輕持握重量 減少旋前動作
腕部，如腕隧道症候群（Carpal Tunnel Syndrome）	手腕屈曲（Flexion of wrist）	使手腕維持在水平姿勢

肩部

　　肩膀疼痛可能來自肩峰鎖骨關節（Acromioclavicular joint, ACJ）、盂肱關節（glenohumeral joint, GHJ）或旋轉肌袖（rotator cuff），也可能同時混合兩處以上疼痛，會造成肩膀外展與外旋動作受限。通常以保守治療為主，包含止痛藥物、物理治療等，其中物理治療能夠矯正肩膀姿勢、強化肩袖肌群，為主要的為第一線治療。肩關節類固醇注射可短期緩解疼痛，但也可能導致肌腱萎縮，因此注射次數一般以三次為限。

　　工作調整應著重於減少重複性肩膀施力動作、減少伸手過頭／手臂高舉過肩、振動傷害及避免會造成肩部負擔之姿勢。復健治療需要 12-16 週，若接受手術治療，術後須配戴 4-6 週的肩吊帶，並嚴格限制負重約 3-4 個月。約三分之一的患者在治療 6 個月後仍有部分症狀。

1. 旋轉肌袖撕裂：旋轉肌群是一群跨過肩膀的肌肉，使肩膀能做出複雜的關節活動，也幫助加強肩膀結構的穩定性，旋轉肌袖的病變包括肌腱炎、撕裂傷或斷裂，可以是一次創傷導致，或是因累積性小創傷加重本身的肌腱退化性病變造成，最常見的是棘上肌病變，其表現為肩部前外側疼痛，常因手臂高舉過肩的動作造成肩夾擠症候群而產生疼痛，或是肩部外展合併內旋時誘發疼痛。類固醇注射可以短期緩解症狀，後續物理治療改善約需 12-16 週。手術治療包括關節鏡或傳統手術，然而撕裂嚴重者術後仍可能殘有肌肉無力症狀，而需永久性的限制手臂高舉過肩動作或抬舉負重限制。

2. 五十肩：又稱為沾黏性關節炎，其病因不明，表現為漸進性的肩膀疼痛、僵硬，合併肩關節多個方向的主動和被動活動

受限，疼痛於夜間更明顯，非慣用側肩膀（通常為左側）比慣用側更常發生。五十肩被認為是一種自限性疾病，其疼痛與關節活動受限大多在 1-2 年後逐漸改善，因此治療目標在於減輕疼痛，只有肩膀動作非常嚴重受限才考慮手術治療。復原的時間難以預測，一般而言疼痛會在 3-6 個月後減緩，大多數的症狀能在 18-24 個月內改善，但也可能需要 2-5 年的復原時間，部分患者仍會有關節活動受限的殘餘症狀，需要較多肩膀關節活動度或伸手過頭的動作可能仍有困難。

肘部

肘部疼痛可能來自肘關節、周圍軟組織（如前臂屈肌或伸肌肌腱源頭、二頭肌或三頭肌肌腱附著處），或來自尺神經壓迫。

1. 肱骨上髁炎：外側上髁炎又稱為網球肘，是由於過重負荷造成前臂伸肌肌腱（橈側伸腕長肌、短肌）傷害，內側上髁炎又稱為高爾夫球肘，是前臂屈肌肌腱（橈側屈腕肌、旋前圓肌）傷害，後者偶爾會合併尺神經病變（即肘隧道症候群）。症狀為抬舉或抓握時會造成手肘疼痛，且疼痛會延伸至前臂，會在距離肌腱附著處下方 2-3 公分處有局部壓痛。症狀通常為自限性，80% 病人的疼痛可在 12 個月內自行緩解，因此動作調整才是最重要的解決之道。活動時穿戴手肘支架能減輕症狀。治療選項如外用消炎止痛藥（topical NSAIDs）、物理治療或類固醇注射，保守治療無效者才考慮手術治療，術後須限制抓握與抬舉施力約 4-6 個月。工作調整應著重減輕負重、減輕抓握頻率、抬舉時可使手掌朝上，或提供較大直徑的把手。

2. 肘隧道症候群：是因為手肘長時間維持靜態屈曲動作，或手肘之支撐動作造成的尺神經壓迫傷害，症狀為內側手肘疼痛合併尺神經支配手指（第四、五指）麻木、刺痛、感覺異常症狀，神經傳導檢查（NCV）可以輔助診斷。接受尺神經減壓手術後，在症狀許可的狀態可恢復輕量活動，術後 6-8 週內須限制負重抬舉。工作調整應限制手肘屈曲動作，避免在手肘屈曲狀態過度施力，可以考慮在夜間配戴手肘副木固定，避免因睡覺姿勢壓迫到尺神經。

手腕

手腕疼痛可能來自關節、鄰近神經或肌腱，關節疼痛通常為深層、橫向帶狀的，神經及肌腱的疼痛則是縱向的，神經疼痛可能伴隨麻木。手腕疼痛可能影響握力，應考量勞工駕駛車輛、爬梯子、使用切割工具或高架作業的安全性。

1. 腕隧道症候群（CTS）：由於手腕的發炎、腫脹或外力，使得正中神經通過手腕處受到上方韌帶壓迫，造成大拇指、食指與中指的麻木、疼痛症狀，麻痛感尤其在夜間加劇，久而久之可能造成手部肌肉萎縮無力。通常發生於需重複手腕動作的勞工之慣用手，患者以女性較多，與糖尿病、類風濕性關節炎、甲狀腺低下、肥胖或懷孕有關。可利用神經傳導檢查（NCV）協助診斷腕隧道症候群，初步治療為改善姿勢或使用副木維持手腕水平，類固醇注射可有效緩解症狀。若出現無力、肌肉萎縮、感覺喪失等神經損傷症狀，應轉介至外科治療。若外科醫師評估許可，患者可於術後 3 週內恢復工作，手術傷疤疼痛可在 2-3 個月內緩解，握力可在 3-6 個月

內回復，適當手部作業可幫助手術傷疤去敏感化。

2. 板機指：因手指過度使用造成屈肌腱鞘發炎與狹窄，使得手指屈曲疼痛及無法伸直，手指肌腱被卡住於彎曲狀態，必須使用另一手來將患側手指伸展開來，最常見於大拇指及中指。糖尿病、類風濕性關節炎為其風險因子。初步治療可於患側冰敷或使用消炎藥物（NSAIDs），類固醇注射治療可使八成病患改善，也可以合併在夜間配戴副木固定患指，若接受手術治療，術後應禁止手部作業約 2-3 週。

下肢

下肢肌肉骨骼疾病可能嚴重限制工作參與，單一研究指出，在等待髖關節或膝蓋手術的病人中，約有 30% 因關節問題而離職。具彈性的執業環境有助於勞工維持工作，可提供給員工的支持包括：調整上班時間（避免尖峰時間通勤）、提供停車位、暫時更換辦公地點、調整職務以減少行走或站立的時間，或提供在家工作選項。同時也須考慮到工作場所洗手間、餐廳與逃生門對勞工的可近性。簡單的設備如扶手推車、椅子可顯著改善患者的舒適與安全，例如髖關節僵硬者比起低的椅子可能更適合高凳子，腳凳可能對踝關節或腳腫的患者有幫助，而所有輔具都需要足夠的工作空間以供使用。若下肢肌力或平衡受到影響，應評估使用梯子或高架作業的安全性。

1. 髖部退化性關節炎

好發於年長、女性、體重肥胖、類風濕性關節炎或曾有髖關節外傷者，職業風險較高者包括務農、長時間抬舉重量至少 10-20 公斤經過多年者，職業駕駛員或異常氣壓工作可能增加髖骨壞死的風險，進一步造成髖部退化性關節炎。

　　早期症狀表現為髖部內旋疼痛與活動度受限，疼痛會由鼠蹊部及大腿延伸至腰部或膝蓋。運動後疼痛加劇，長時間休息則會加重關節僵硬。保守治療包括止痛藥物、減少刺激性活動、減輕體重、使用緩衝鞋墊，短期工作調整包括限制負重與久站久走，改為靜態工作、以坐姿代替站立、使用行走輔具等。

　　症狀演變至需髖關節置換手術大約 1-5 年，接受髖關節置換手術（Total hip replacement, THR）後 6-8 週內應避免髖關節屈曲大於 90 度、內收超過中軸以及過度髖關節旋轉，適合坐較高的椅子（但避免附輪子的座椅造成不穩），工作中最好有休息時間讓勞工執行伸展，術後約 6-8 週可開始從事輕量的勞動，約 3 個月後可從事負重工作，研究顯示 98% 的人可在 6 個月後回到原本工作崗位。術後 3 個月內應避免搭乘飛機以預防深層靜脈栓塞。大多數患者在 12 週後可正常駕駛汽車。長期應避免高衝擊運動（慢跑、接觸性運動如美式足球）以免關節鬆脫，合適的運動如游泳和騎腳踏車。

　　2. 膝蓋退化性關節炎

　　危險因子包括高齡、女性、肥胖者、過去有膝蓋傷害者（尤其是半月軟骨撕裂、前十字韌帶破裂或骨折），常見職業如礦工、林業、務農、建築業等從事長期跪姿、蹲姿或負重抬舉的工作，異常姿勢或攀爬、跳躍動作可能加重病情，但業餘性的跑步運動似乎與之無關。疼痛多在膝蓋和前脛骨，於上下樓梯時易發生，合併蹲跪困難，疼痛可能於夜間、溼度重或氣壓較低的天氣加劇，長時間休息後關節明顯僵硬。保守治療包括止痛藥物、減重、避免導致疼痛之動作，建議在不痛的範圍內適度做有氧運動（如游泳、騎腳踏車）以維持關節功能，並訓練強化股四頭肌。

　　保守治療無效或顯著影響關節功能者，可考慮如膝關節置換手

術（Total knee arthroplasty, TKA）。膝關節置換術後約 6-8 週可以恢復靜態工作，從事費力工作可能需要 12 週，術後僵硬是常見的併發症。工作限制如高度負重作業、跪姿、蹲姿、攀爬／爬樓梯、久站或久走，工作中最好有休息時間，並有足夠的空間行走或使用拐杖。長期同樣應避免高衝擊運動（如慢跑）。

3. 半月板撕裂

半月板軟骨是膝蓋外力的緩衝墊，也使得膝蓋能夠滑動。半月軟骨撕裂多為創傷導致，一般發生在膝蓋屈曲狀態下大力扭轉時（如足球或籃球急跑與急停之動作），常合併前十字韌帶受損，退化性半月板撕裂可發生於老年人的輕微動作（如站起身），高風險職業如礦工、地毯工。其疼痛發生於膝蓋伸直時，合併膝蓋腫脹與不穩定感、膝蓋活動受限或膝關節鎖住。初步治療包括休息、壓迫、抬高等。大部分的半月板撕裂需要手術治療，接受半月板切除術者約可在術後 10-14 天後回復靜態工作，4-6 週後恢復體力勞動，術後限制包括限制負重、避免跪姿、蹲姿、爬行、久站至少 3 週，術後 2 週內禁止搭乘飛機以避免深層靜脈血栓。接受半月板修補者通常需 3 個月的復健合併物理治療，術後須嚴格限制負重、使用膝蓋支架與拐杖，部分患者須永久限制跪姿、跳躍與蹲下動作。

4. 骨折

骨折時周邊軟組織傷害也會影響長期預後，一般常用石膏、纜線、外固定架、鋼板、螺絲或骨髓內釘來協助穩定骨頭，臨床醫師會決定是否需要復位手術、固定保護以及復健的需求。一般而言上肢骨頭癒合需 6-8 週，下肢骨頭癒合約需 12-16 週，在骨頭癒合前有必要進行負重限制，復工考量包括是否能配戴副木、工作所需動作、行動能力以及從事勞動的安全性等等。

肌肉骨骼系統疾病相關工作能力評估：風險、體能、耐受性

風險

依據 *Fitness for work* 及勞工健康保護規則附表十二，宜考量以下作業：

- 低溫作業
- 振動作業
- 異常氣壓作業
- 高架作業
- 重體力勞動作業

原則上肌肉骨骼疾病經治療後復發的機率低，一般也無絕對的工作禁忌。在特定狀況下，應考量的特定職業如下：

1. 腕隧道症候群合併感覺神經缺損者，因手部反應能力下降，建議禁止接近或處理熱源、尖銳物、切割工具、易碎品之作業，或者使用適當的防護具如隔熱手套、防切割手套等，且須確保防護具能夠降低工作風險。
2. 手掌握力減退時，應考量駕駛車輛、使用梯子、切割工具或高架作業的安全性。
3. 下肢肌力減退、手術後影響平衡或動作協調者，應考量高架作業之安全性。
4. 上下肢需固定或活動度受限時，應考量通勤或工作中騎乘機車、駕駛汽車或動力機械的安全性。
5. 經髖關節或膝關節手術後，數週至數月內應避免搭乘飛機出差，以避免發生深層靜脈栓塞。

體能

1. 評估傷病勞工的功能恢復：肌力、耐力、動作、柔軟度、關節穩定度、動作控制功能，是否須接受物理治療及復健訓練。

2. 評估疼痛控制的狀況，並做適當工作調整減少促發疼痛之活動，如此有助於早期體能恢復：
   - 肩部：減少抬舉過肩動作。減少肩部外展動作。減少引起疼痛動作。
   - 肘部：減少負重抬舉、抓握動作。減少長時間肘部屈曲動作。減少引起疼痛動作。
   - 手腕：減少抓握、降低手腕屈曲或伸展。減少震動。使用護木。減少引起疼痛動作。

3. 若原本的工作為重體力勞動作業，建議配合勞工的恢復情況，採取漸進式復工，並於工作中給予適當的休息時間。

耐受性

1. 考量影響傷病勞工復工之社會心理因子，如是否害怕回到原崗位會再度受傷、是否對原工作有所不滿、是否缺乏社會支持，是否需轉介心理諮商資源或社會資源。

2. 若有適當的輔具或職場人因工程改善，可能提升勞工的耐受性。

復工時間

　　根據 *Fitness for work*，復工時間會依據年齡、肌肉骨骼疾病類型、治療方式與本身共病症而有所不同，也需考量工作地點、通勤能力、休息空間、餐廳與洗手間之可近性等因素。特別是復工的工作

若有安全性風險，復工時間更需個別化考量。平均復工時間可參考 *MDGuidelines* 之建議，或參考以下 *Fitness for work* 提供之表格，但僅提供做為概略評估休養時間之參考，並非絕對適用的標準：

部位	手術	復工至靜態工作	復工至體力勞動
肩膀	肩峰下減壓手術	1-3 週	3-4 週
	旋轉肌袖修復手術	3-6 週（或卸除吊帶後）	3 個月
	肩關節置換手術	3-6 週（配戴吊帶）	3 個月
手肘	尺神經減壓手術	2-3 週	4-6 週
	網球肘筋膜鬆弛手術	3 週	6-8 週
	關節鏡手術	1-2 週	2-4 週
手腕	腕隧道減壓手術	1-3 週	3-6 週
	板機指手術	1-3 週	2-6 週
膝蓋	膝關節置換手術	6-8 週	12 週
	膝蓋關節鏡	2-3 天（平均 10-14 天）	3-6 週
	半月板切除術	2-3 天（平均 10-14 天）	最長 6 週
	半月板修復術	6 週（配戴支架）	3-4 個月

安排復配工所需資料／條件

1. 整體情況：在進行復配工諮詢前，建議個案提供最近一次回診記錄及檢查結果，並檢附次專科醫師開立之診斷證明書，建議要有神經傳導檢查（NCV）與肌電圖（EMG）、磁振造影（MRI）、電腦斷層（CT）等檢查結果；如有手術，可提供手術名稱與相關記錄等資料。

2. 活動情況：應評估勞工患側部位的疼痛程度、活動範圍、肌力與感覺、是否有角度限制，是否仍需以副木或吊帶支持，下肢活動受限者應評估行走能力以及是否能自行前往工作時必要之地點（通勤、來回於不同廠區、前往洗手間或餐廳）。

3. 工作內容：記錄工作型態與工作姿勢，是否為重複性動作、重複次數、負重之重量、是否有不良姿勢、是否從事振動性作業、工作空間是否充足、是否需輔具協助。

工作建議及注意事項

1. 雇主使勞工從事重複性之工作，為避免勞工因姿勢不良、過度施力或頻率過高等原因促發肌肉骨骼疾病，應採取作業分析和確認人因性危害因子，並應採取危害預防措施。

2. 肌肉骨骼疾病原則上無特定的工作禁忌，但應考量個別體能狀況與工作的安全性，若情況允許則應及早開始復工評估，並採漸進式復工。

3. 肌肉骨骼傷病是綜合生理、社會與心理因素的結果，在評估復工可能性時也應注意勞工內心的感受與社會處境，才能確實瞭解復工上的困難點，並尋求解決方法。

4. 良好的人因工程設計與具有彈性的工作環境能夠降低肌肉骨骼疾病風險，也能提升傷病勞工的耐受性，定期檢視與管控追蹤職場的人因危害預防計畫才能有效達到防治目標。

虛擬案例解析：肌肉骨骼系統疾病及四肢外傷之配工

虛擬案例之勞工基本資料

年齡	54
性別	女
事業單位	學校機關（餐廳）
事業分類	勞工總人數 100 人以下，第三類事業單位
工作狀態	年資 21 年，依學校上課期間而定，有週休及寒暑假
輪班／加班	日間工作，不需輪班
工作描述	準備食材、烹調、清潔工作場所等

虛擬案例之內容描述

　　54 歲陳女士，在國小餐廳擔任廚師約 21 年，每天都要負責為全校師生 200 多人提供一整天的餐點。最近因為雙手腕疼痛、麻木等症狀，所以到中部某醫學中心神經外科就診，診斷為雙手腕隧道症候群。經保守治療仍然沒有改善，因此在一個月前左右接受減壓手術治療。目前手術傷口部分已癒合，雙側上肢自由可活動但力量較常人小。此次至職業醫學專科門診尋求復工評估，並詢問腕隧道症候群與她所擔任之職業是否可能有相關性。

虛擬案例之工作能力評估

面向	因應	評估
風險 （Risk）	工作禁止	1. 原則上術後無特殊工作禁止項目。 2. 如有感覺神經缺損，須避免接觸冷熱源或尖銳物品之工作，或使用適當之個人防護具以降低工作風險。
體能 （Capacity）	工作限制	1. 術後早期應採漸進式復工，個案工作內容為中至重度體力需求，建議工作調整至輕度體力需求，視體能及疾病恢復狀況逐漸增加工作負荷。 2. 減少手腕抓握等重複性動作，視情況可給予適當工作限制，避免再發生類似疾病。
耐受性 （Tolerance）		1. 建議維持日常身體活動並積極復健。 2. 鼓勵個案在疾病恢復狀況良好或達合理休養天數後，盡早回復工作。 3. 建議可以在夜間休息時使用手腕副木或防護具。
總結	建議漸進式復工，依復原狀況調整工作內容，避免過度體力勞動。原則上可逐漸回復原本工作。 如有感覺神經缺損等狀況，需考量工作中可能接觸熱源、尖銳物品，建議做適當工作調整，或配戴適當之個人防護具以降低工作風險。	

肌肉骨骼系統疾病復配工流程圖

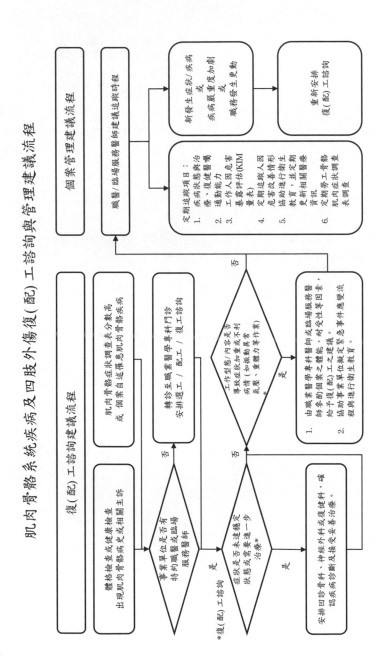

寫給雇主：肌肉骨骼系統疾病及四肢外傷管理方法

1. 肌肉骨骼疾病是最常見的職業病，且容易造成勞工長期失能，對企業而言，可能因勞工病假休養而導致缺工、生產力與產品品質下降。因此應該積極預防相關疾病產生、改善工作流程與環境。有了雇主的支持，讓勞工能夠安全、安心地執行工作，才能達到雇主與勞工雙方最大的共同利益。

2. 職安法第 6 條與職業安全衛生設施規則第 324-1 條明定，雇主應該妥善規劃預防職場肌肉骨骼疾病之措施，若對於預防措施的規畫細節沒有頭緒，可以參考職安署公布的人因性危害預防計畫指引。

3. 若對於肌肉骨骼傷病休養與復工的時間有疑義，或無法與傷病勞工達成共識，遇到復工上的困難，可諮詢職業醫學科醫師或臨場服務醫師之專業建議。

結語

　　肌肉骨骼疾病是一般大眾常見的疾病，更是占職業傷病的大宗，惟因其依據不同關節部位的疾病種類繁多，且各有不同的工作調整及休養建議，本章希望統整常見的職業相關肌肉骨骼疾病，瞭解個別疾病要點的同時也提供原則性的評估建議，以期提供必要的參考資訊。職場人因危害因子是肌肉骨骼疾病的重要成因，雇主應規畫適當的預防措施，並以傷病調查、危害評估、提出改善方案與管控追蹤等方法執行人因工程改善，以達到健康勞工、安全職場的訴求。

寫給勞工朋友的小貼士

1. 肌肉骨骼的疾病有許多成因，可能是退化、過度使用、姿勢不良或全身疾病所促發，當您有身體疼痛不適的症狀時，不妨提出來與臨場服務人員討論，若可能與工作有關，則可以協助改善工作環境，即使與工作無關，也能夠得到緩解症狀的評估建議。

2. 在肌肉骨骼傷病發生後，若您對於回復原本的工作內容有疑慮，或很害怕再次受傷，可以向您的主管或雇主表達擔憂，或諮詢事業單位的臨場服務人員協助評估復工的適切性。

3. 研究顯示勞工因傷病休養的天數越長，後續順利復工的可能性就越低，有時候及早復工也是疾病復健治療的一部分，且可避免提早退休或延後復工造成的經濟損失，因此不一定要等到完全康復了才能重新開始工作。

4. 在回到職場的初期，醫師可能會針對您的工作內容做出一些限制，這通常是出於安全性或保護性的考量，若您很希望能夠盡快重拾原本的工作，可以和臨場服務醫師討論復工的目標與條件。

寫給醫護同仁的小貼士

1. 肌肉骨骼疾病是相當常見的疾病，但切勿因為其常見而忽視它的重要性，如果能及早察覺並改善職場上的人因危害因子，就能從源頭減少勞工傷病的風險，對於勞工個人、產業與社會都有很大的幫助。

2. 我們可以利用臨場服務時探詢勞工是否有相關症狀，或使用

NMQ 肌肉骨骼症狀調查表來主動調查傷病症狀，再利用簡易人因工程檢核表或 KIM 檢核表來辨識職場危害因子，詳細流程可參考職安署公布之人因工程改善計畫指引。

3. 延後復工可能使得後續復工之路更加艱難，因此傷病的休養時間也要有合理範圍，應及早介入傷病勞工的復工準備，並採漸進式復工。除了少數特別作業的安全性問題，肌肉骨骼疾病並無絕對的工作禁忌，在評估勞工之體能與工作限制時，應著重於勞工能做的，而非強調其不能做的工作。

4. 復工與休養時間的建議（如 *MDGuidelines*）並非絕對標準，實務上仍應考慮勞工個案的情況，以 R-C-T 架構做個別化考量。

案例回顧

在完成復工評估後，職業醫學專科醫師在個案及雇主同意下進行工作現場訪視。個案工作年資 21 年，每年工作 200 日以上，參考職業性腕道症候群認定參考指引，廚師為職業性腕道症候群之高風險職業。現場觀察，個案工作內容一半以上時間為高度重複性作業，且以 KIM-MHO 量表評估各項作業為手部中度及中高度負荷作業。後續個案回報向勞保局申請之職業傷病給付順利通過。

相關法規簡介

1. 職業安全衛生法第 6 條第 2 項：雇主對下列事項，應妥為規劃及採取必要之安全衛生措施：一、重複性作業等促發肌肉骨骼疾病之預防。

2. 職業安全衛生法第 19 條：異常氣壓作業、高架作業、精密作

業、重體力勞動或其他對於勞工具有特殊危害之作業，亦應規定減少勞工工作時間，並在工作時間中予以適當之休息。

3. 職業安全衛生設施規則 第 324-1 條：雇主使勞工從事重複性之作業，為避免勞工因姿勢不良、過度施力及作業頻率過高等原因，促發肌肉骨骼疾病，應採取下列危害預防措施，作成執行紀錄並留存三年：

- 分析作業流程、內容及動作。
- 確認人因性危害因子。
- 評估、選定改善方法及執行。
- 執行成效之評估及改善。
- 其他有關安全衛生事項。

參考文獻

Anne-Marie O'Donnell and Chris Little, Fitness for work 5th ed., Chapter 12 Orthopaedics and trauma of the limbs, Oxford University Press. 2013.

肌肉骨骼健康狀態之職場相關因子關聯性探討。潘儀聰、郭育良，勞動部勞動及職業安全衛生研究所。中華民國 104 年 04 月。

職業性肌肉骨骼傷病防治之健康管理模式探討研究。謝曼麗、王子娟，勞動部勞動及職業安全衛生研究所。中華民國 108 年 06 月。

人因性危害預防計畫指引。勞動部職業安全衛生署。中華民國 103 年 08 月。

職業性旋轉肌袖症候群認定參考指引。勞動部職業安全衛生署。中華民國 106 年 01 月。

職業性腕道症候群認定參考指引。勞動部職業安全衛生署。中華民國 106 年 01 月。

Uptodate: Frozen shoulder (adhesive capsulitis)

MDGuidelines®: Carpal Tunnel Syndrome.

2
脊椎疾病

作者：吳柏寬、林家仔、林承賦
編輯：蘇致軒、郭哲宇

生活化案例分享

53 歲的王花花，前陣子因下背痛合併左下肢酸麻到醫學中心的神經外科門診就診，診斷為腰椎椎間盤突出，後來在醫師建議之下接受手術治療。個案平時的工作常需要搬運，目前約術後一個月，花花希望可以等休養較好之後再回去工作，怕再搬重會導致手術部位二度受傷，但又擔心會永遠失去工作權，她該怎麼辦？

疾病簡述

脊椎是人體重要的中軸骨，可以劃分成頸椎、胸椎、腰椎、薦椎以及尾椎。脊椎除負責支撐人體外，亦有保護神經的功能，椎體在周圍軟組織的良好配合下可以提供適當的活動性。然而脊椎及相關軟組織會因姿勢不良或年紀增長而病變退化，進而造成下背痛或坐骨神經痛的症狀。

下背痛是一個常見的疾病，且會嚴重影響活動及工作能力，英國統計六至八成的人口在一生當中曾受下背痛症狀困擾。造成下背痛等症狀的脊椎疾病有很多，如椎間盤突出、椎管狹窄、骨折、僵直性脊椎炎等，危險因子包含抬舉、出力動作、全身振動、姿勢不良等。另

外，社會心理因素亦有重要影響，有研究指出，對工作滿意度較低者較容易在未來的一年內有下背痛問題。

　　脊椎中的椎間盤軟骨位於兩個脊椎體之間，其主要功能在於吸震。當脊椎承受垂直外力時會受到壓擠，若外力達到無法承受的程度，椎間盤軟骨會受損突出，進而可能壓迫神經產生不適症狀。造成腰椎椎間盤突出的原因很多，職業暴露的部分目前最常被報告的包括重複負重、軀幹前彎姿勢、脊椎旋轉、全身振動等。本章節將著重在討論與職業傷病補償較相關的腰椎椎間盤突出。

脊椎疾病相關工作能力評估：風險、體能、耐受性

風險

　　依據 *Fitness for work* 第五版之建議，罹患脊椎疾病之勞工應避免以下作業：

1. 需要抬舉重物的工作。
2. 駕駛或操作會造成全身震動的電動機械。
3. 需要長時間維持不符合人體工學姿勢的作業。
4. 高體能需求的作業（術後 3-6 個月內）。
5. 需要長時間維持一樣姿勢的作業。

　　依據勞工健康保護規則附表十二，骨骼肌肉系統疾病勞工選配工時宜考量的作業有振動作業、異常氣壓作業，及重體力勞動作業。

體能

　　脊椎疾病保守治療的第一步是適當休息，讓受損的骨骼肌肉復原，因此在大部分情況下會因病況及治療而需要限制活動。在短暫數個月內可預期勞工勞動力下降，因此若勞工原本工作的體力需求較

高，或需以不符合人體工學姿勢作業，需要調整工作內容或使用設備輔助。若保守治療效果不彰而接受手術治療，手術後需要漸進式的給予鍛鍊計畫，若恢復良好將能改善功能狀態，並依工作需求在術後三至六個月左右恢復工作能力。

耐受性

　　脊椎疾病有時無法獲得與症狀同等嚴重度之身體及影像學檢查的客觀證據，此時需同時考量患者心理社會層面，給予綜合性評估。然儘管如此，*MDGuidelines* 和 *Official Disability Guidelines* 兩本參考書籍具有一致共識，持續性神經根疼痛可與正常身體功能並存，且大多個案最終可以恢復，繼續從事原來的工作類型。

復工時間

　　有研究指出下背痛勞工約有 67% 在一週內復工，75% 於 14 天內，84% 於一個月內，有 10% 超過兩個月仍無法復工。以下建議參考自 *MDGuidelines*。

　　1. 腰椎椎間盤切除術後

工作體能需求	合理休養天數		
	最少	最適	最多
靜態	7	14	35
輕度（需偶爾拿 9.1 公斤或經常拿 4.5 公斤物品）	10	21	42
中度（需偶爾拿 22.7 公斤或經常拿 11.3 公斤物品）	28	42	84

工作體能需求	合理休養天數		
	最少	最適	最多
重度（需偶爾拿 45.4 公斤或經常拿 22.7 公斤或總是 9.1 公斤拿物品）	42	56	112
極重度（超過重度體力需求工作之重量）	56	84	140

2. 腰椎椎間盤保守性治療

工作體能需求	合理休養天數		
	最少	最適	最多
靜態	1	7	14
輕度（需偶爾拿 9.1 公斤或經常拿 4.5 公斤物品）	1	14	21
中度（需偶爾拿 22.7 公斤或經常拿 11.3 公斤物品）	1	21	42
重度（需偶爾拿 45.4 公斤或經常拿 22.7 公斤或總是 9.1 公斤拿物品）	1	56	91
極重度（超過重度體力需求工作之重量）	1	91	156

安排復配工所需資料／條件

勞工主觀感覺

評估目前疼痛狀況及影響日常生活的程度，可使用疼痛評估量表。

追蹤及治療概況

1. 影像學及其他檢查：例如脊椎 X 光、神經傳導（NCV）、肌電圖（EMG）、磁振造影（MRI）或電腦斷層（CT）等檢查。

2. 完整處方及治療方式：是否使用止痛藥，復健內容、手術方式及目前復原情況。

工作內容

包含工作型態、工作姿勢、負重需求、負重重量、頻率和是否從事全身振動的作業等。

工作建議及注意事項

1. 保持日常身體活動，儘早進行鍛鍊計畫，通常建議於手術後第 4 到 6 週開始積極復健，採取漸進式復工，從限制每次負重 5 公斤開始，並定期追蹤調整。

2. 避免讓勞工從事不適合脊椎疾病的工作，例如重體力勞動作業、振動作業和異常氣壓作業等，需調整工作體力需求或使用輔助設備如起重機、輸送帶、天車等。

3. 綜合評估個案對腰椎椎間盤突出之認知、治療方式之選擇，以及治療順從性，考量生理狀況調查及記錄、工作場所可能遭受之心理及社會壓力及家庭支持與經濟狀況，給予早期復工建議。

虛擬案例解析：脊椎疾病患者之配工

虛擬案例之勞工基本資料

年齡	53
性別	女
事業單位	塑膠製品製造業
事業分類	100 人以下，第一類事業單位
工作狀態	年資 15 年，月休 8 天，日作 12 時
輪班／加班	需輪值日、夜班
工作描述	工作內容為機台操作人員，需完成機台備料、整理成品、裝箱搬運。

虛擬案例之內容描述

　　53 歲王女士，任職於塑膠製造業 15 年，前陣子因下背痛合併左下肢酸麻到醫學中心的神經外科門診就診，診斷為腰椎椎間盤突出，保守治療後仍未見改善，在醫師建議下遂接受手術治療。個案手術前的工作需要搬運重物，每日約需搬運 25 至 40 箱不等的成品，每箱成品經量測為 21.8 至 26.4 公斤重。職護獲報後通知臨場服務醫師此案例，個案目前約術後一個月，希望可以等休養較好之後再回去工作，且認為這個問題與過去的工作有關聯，因此職護幫王女士安排臨場服務醫師復工評估。

虛擬案例之工作能力評估

面向	因應	評估
風險 （Risk）	工作禁止	1. 重體力勞動 2. 不良姿勢作業 3. 全身振動作業
體能 （Capacity）	工作限制	1. 復工初期建議調整個案之負荷至輕度體力負荷（原本為中度至重度體力負荷），並持續評估個案的體能恢復情形，必要時建議暫時或長期限制其工作負荷。 2. 除行政管理外，更建議事業單位導入工程控制如輸送帶、省力裝置等，可降低整體職場危害。
耐受性 （Tolerance）		1. 建議維持日常身體活動並積極復健。 2. 以個案工作內容評估，理想休養時間為 42-56 天，最長可至 112 天，建議採漸進式復工。 3. 建議事業單位加強負重及不良姿勢之衛生教育訓練。
總結		1. 建議漸進式復工，依復原狀況調整工作內容，初期應避免重體力勞動作業。 2. 個案工作年資 15 年，每年工作 220 日以上，每日負重 545-1056 公斤，雖低於職業性腰椎椎間盤突出認定基準之 1.5 噸，仍需考慮個案實際工作搬運情形、腰椎受力、終生累積暴露量等，與個案是否有需特殊考量之因素（如：超過肩部之搬抬動作、扭轉腰部等）須另行釐清。除了復工建議外，可安排工作現場訪視，以利更完整的評估，也更有依據提出建議改善措施。

脊椎疾病復配工流程圖

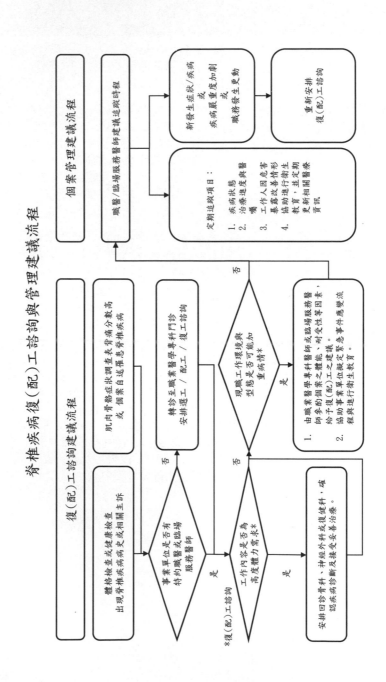

寫給雇主：脊椎疾病復配工管理方法

1. 脊椎疾病會影響工作能力，需依勞工身體檢查之客觀發現及主觀感覺進行適當選工及配工。
2. 脊椎疾病常與負重工作、不良姿勢或全身振動有關，諮詢專業人員進行職場人因危害評估及改善措施，有助於預防脊椎疾病發生。
3. 加強職場負重及不良姿勢的衛生教育訓練。

結語

隨著職安法雇主責任日漸被重視，復配工評估的需求及專業度都有往上提升的趨勢。本文探討的腰椎椎間盤突出案例，是在臺灣職場環境中相當常見的疾病，過去部分產業如傳產多高度勞力需求，現在因應產業轉型已逐漸改善，無論是雇主或勞工，都應加強對於人因性危害（肌肉骨骼疾病風險）的認知與預防觀念，防患於未然。

給勞工朋友的小貼士

1. 如具有脊椎疾病病史，應主動告知雇主，以利進行適當選工。
2. 止痛藥物雖有副作用，但能提升疼痛控制效果及生活品質，減少脊椎疾病影響生活及工作的程度，建議依醫囑使用。
3. 即使已經罹患脊椎疾病或仍受背痛症狀困擾，不建議長時間躺床休養，建議維持日常生活身體活動、積極復健，以及以漸進式復工方式早日回到職場。

給醫護同仁的小貼士

1. 預防勝於治療，特別在高度體力需求的事業單位內執行臨場健康服務時，應主動搜尋是否有脊椎相關病史或症狀的勞工，並給予適切的選工及配工。
2. 脊椎疾病勞工的復工時間若持續拖延，需注意是否有社會心理議題。

案例回顧

本案例為腰椎椎間盤突出個案，剛接受脊椎手術一個月後，尚處於合理休養期間。討論過後，建議至休養天數期滿後採漸進式復工，並暫時調整為較低體力需求的工作內容，臨場服務醫師也至工作現場執行人因性危害預防計畫之評估、改善。

相關法規簡介

重體力勞動作業勞工保護措施標準

重體力勞動作業指下列作業：

1. 以人力搬運或揹負重量在四十公斤以上物體之作業。
2. 以站立姿勢從事伐木作業。
3. 以手工具或動力手工具從事鑽岩、挖掘等作業。
4. 坑內人力搬運作業。
5. 從事薄板壓延加工，其重量在二十公斤以上之人力搬運作業及壓延後之人力剝離作業。
6. 以四點五公斤以上之鎚及動力手工具從事敲擊等作業。
7. 站立以鏟或其他器皿裝盛五公斤以上物體做投入與出料或類

似之作業。

8. 站立以金屬棒從事熔融金屬熔液之攪拌、除渣作業。

9. 站立以壓床或氣鎚等從事十公斤以上物體之鍛造加工作業，且鍛造物必須以人力固定搬運者。

10. 鑄造時雙人以器皿裝盛熔液其總重量在八十公斤以上，或單人搖金屬熔液之澆鑄作業。

11. 以人力拌合混凝土之作業。

12. 以人工拉力達四十公斤以上之纜索拉線作業。

13. 其他中央主管機關指定之作業。

職業安全衛生法第六條第二項

雇主對下列事項，應妥為規劃及採取必要之安全衛生措施：

1. 重複性作業等促發肌肉骨骼疾病之預防。

2. 輪班、夜間工作、長時間工作等異常工作負荷促發疾病之預防。

3. 執行職務因他人行為遭受身體或精神不法侵害之預防。

4. 避難、急救、休息，或其他為保護勞工身心健康之事項。

參考文獻

K Palmer, I Brown, J Hobson. Fitness for work: The Medical Aspects, 5th ed., Oxford University Press. 2013.

職業性腰椎椎間盤突出認定參考指引

職業暴露全身振動引起之腰椎椎間盤突出認定參考指引。

勞工健康保護規則。附表十二。

MDGuidelines®, accessed from https://www.mdguidelines.com/

3 心血管系統疾病

作者：吳俊穎、楊翰選、詹毓哲
編輯：蘇致軒、胡松原

生活化案例分享

　　小李在某金屬製造業執行化驗工作職務已經五年，過去幾年健康檢查血糖正常、血壓正常，僅有三酸甘油脂及膽固醇偏高、尿潛血問題。過去有抽菸習慣。家族有早發性冠心症家族史。使用化學品時會穿戴公司配置合格的安全防護具，每天採樣時間不超過一小時，操作化學品以在抽煙櫃中操作為主。今年四月因糖尿病酮酸血症住院於加護病房，診斷為冠狀動脈疾病及糖尿病，經心導管手術治療，目前定期追蹤及藥物控制中。出院後回到原有工作崗位已屆一個月，希望能夠調回過去習慣的夜班工作，因此想討論是否能將工作更改為輪值夜班。

疾病簡述

　　心血管疾病目前仍是造成死亡和嚴重影響身體健康的主因，在職場上的影響主要是「相關症狀限制工作的量能」與「突發性失去工作能力」。根據衛生福利部 109 年死因統計，心臟病是國人第二號殺手（僅次於惡性腫瘤），平均每 24 分鐘就有 1 人死於心臟病，如再加上腦中風、高血壓、糖尿病及腎臟病等血管性疾病，每年造成 5.4 萬

人死亡。根據勞動部職業安全署 103 年的研究指出，高危險群勞工發生潛在結構性心臟病的比例可達 10%，且常無特異性的病兆，因此勞工本身、廠護及廠區諮詢醫療機構應更加重視潛在性心臟病的高發生率，以達到早期發現，早期治療。提升公司對心血管疾病的重視以改善環境因素，讓家中主要經濟負擔者控制高血壓，可有效控管高風險心血管疾病的進展，減少心因性猝死風險。

評估心血管疾病嚴重度常依據：

1. CCS（Canadian Cardiovascular Society）評估心絞痛程度

CCS	症狀
I	胸痛只出現在劇烈或是過久的運動
II	稍微影響到日常生活作息
III	中度影響，影響日常生活作息
IV	重度影響，無法執行生活作息

2. NYHA（New York Heart Association）評估心臟衰竭程度

NYHA	症狀
I	生活功能無限制、走路爬樓梯不喘
II	生活功能稍有限制、一般的活動輕微喘
III	生活功能有限制、走路非常喘、只有休息無症狀
IV	嚴重影響生活功能、休息無法改善症狀

治療選項

1. 藥物控制
2. 心導管（放置支架或氣球撐開）

3. 冠狀動脈繞道手術

心血管系統疾病相關工作能力評估：風險、體能、耐受性

風險

1. 參考勞工健康保護規則之附表十二：選配工時宜考量疾病之建議表

   ■ 高血壓、心臟病者不建議從事高溫、低溫工作、異常氣壓作業及高架作業。

   ■ 心血管疾病者不建議粉塵、四氯乙烷、三氯乙烯作業。

2. 高血壓如控制良好且無嚴重伴隨疾病、症狀，或併發症，無須禁止工作。

3. 駕駛工作

   ■ 一般駕駛：根據 *Fitness for work* 第五版建議，發病後一個月若無心絞痛，無需報備主責機關。在臺灣，則須注意駕駛之身體狀況是否符合道路交通安全規則 64 條。

   ■ 職業駕駛：根據 *Fitness for work* 第五版建議，發病後六週需報備主責機關且非侵入性檢查正常者（例如：運動測試）。在臺灣，職業駕駛人的身體狀況須符合道路交通安全規則 64-1 條。

4. 長期服用抗凝血劑者，強烈不建議從事消防業。

5. 具缺血性心臟病史或高度心血管風險者，建議避免從事鉛作業。

體能

1. 心血管疾病的性質（心絞痛、心律不整、心臟衰竭）

- 工作時胸悶胸痛的嚴重度
- 心律不整的發作風險
- 左心室的收縮功能

2. 剩餘的心臟功能

- 心血管疾病發作後應於復工前評估其功能。例如：運動測試。
- NYHA class I or II 者，可考慮回到原本的工作職位。
- NYHA class III or IV 者，若要復工應進一步評估心臟功能、諮詢心臟專科意見。

3. 預後

- 不同嚴重程度、不同種類的心臟疾病預後各有不同。
- 應注意不只原本的疾病，相關的共病也會影響復工的可能性。例如心絞痛病患常併發：憂鬱症、偏頭痛、慢性氣管炎。
- 八成的非複雜型心肌梗塞患者可以回到工作崗位，一般情況可於心導管治療後 4 至 6 週復工。

4. 需考慮服用降血壓藥物造成低血壓（頭暈、昏厥）。工作環境高溫、噪音、濕度高，容易姿態性低血壓。搬運重物的工作更易引發姿態性低血壓。

5. 需考慮高血壓可能產生之併發症，如腦出血、主動脈剝離、心肌梗塞、心臟衰竭、心絞痛。

6. 負重工作：

- 大部分心血管疾病患者都能勝任中強度負重工作（11-23 公斤，一次一分鐘）。
- 極少數人能從事高強度負重工作（23-45 公斤，一次一分

鐘）。

7. 輪班工作：因為影響日夜規律，造成心臟病發生率增加。

8. 工作暴露有害物質

■ 一氧化碳

a.二氯甲烷（常見的脫漆劑）：於通風不佳處，於體內代謝成一氧化碳，更易造成心絞痛和提高心肌梗塞風險。

b.抽菸（尤其煙斗）：增加血紅素與一氧化碳結合，增加心肌梗塞風險。

■ 三氯乙烯：增加心肌易感性，更易誘發心室心律不整。

9. 高溫、低溫工作

■ 高溫可能造成周邊血管擴張，使腦部、心臟灌流不足產生暈眩、昏厥的症狀，若合併服用降血壓藥物，則可能使症狀更嚴重，需要審慎評估藥物並調整。

■ 低溫本身就是誘發心肌梗塞的危險因子，影響肢端血液循環（跛足、傷口不易癒合）。降低工作時間、適當保暖設備、溫水補充可以降低風險。

10. 長途旅遊相關人員（空服人員、機師、需常搭飛機的商務客）若曾有過心臟疾病，建議給予部分限制與額外幫助（參考下表）：

疾病	嚴重程度	限制與額外幫助
心絞痛	CCS I, II	無限制
	CCS III	建議有人員協助、氧氣設備
	CCS IV	不建議，若需要建議有隨行醫護、氧氣設備

疾病	嚴重程度	限制與額外幫助
（選擇性＊）心導管後	術後 2 天，若無症狀可長途旅遊	
（選擇性＊）冠狀動脈繞道手術後	術後 10 天，若無症狀可長途旅遊	
急性心臟衰竭	6 週後，若症狀穩定可長途旅遊	
慢性心臟衰竭	NYHA I, II	無限制
	NYHA III	建議有人員協助、氧氣設備
	NYHA IV	不建議，若需要建議有隨行醫護、氧氣設備
心律不整接受電燒	術後 2 天，若無症狀可長途旅遊	

＊選擇性：代表並非在急性期就立刻治療，可能經過一段藥物控制穩定後才安排手術。

11. 評估工作負荷程度可使用代謝當量 METS（Metabolic Equivalents）

METS	內容（舉例）	體能狀態（Bruce Protocol）
1-2	吃東西、洗臉、織布、繪畫、寫字、打字→坐著的工作	Stage1: 4.6 METS
2-3	淋浴、更衣、釣魚、打撞球→站著的工作（無需重量負荷）	
4-5	高爾夫、網球（雙打）、划船、走 6 公里、騎腳踏車時速 16 公里、擦地板	
6-7	滑雪、網球（單打）、爬樓梯、快走	Stage 2: 7.0 METS
8-9	鋸木頭、快跑 16 公里、腳踏車時速 20 公里	Stage 3: 10.1 METS Stage 4: 12.9 METS

耐受性

個人因素	1. 疾病於工作時發生 2. 年紀較大、擔心復發、缺乏支持 3. 對疾病嚴重度缺乏理解 4. 屬於低回報、高風險、對身體有害的工作 5. 停工的時間過長 6. 心理因素（憂鬱、焦慮等情緒可能導致疾病惡化），特別是毫無預兆就發病的人，較容易出現心理症狀。
僱傭因素	1. 雇主擔心復工造成疾病惡化 2. 復工時對工作環境的要求（設備、防護措施等）
其他因素	1. 疾病的補助（保險、津貼） 2. 雇主或中央主管機關對疾病風險的低容忍、復工標準過於苛刻。

復工時間

　　根據 *MDGuidelines* 之建議，原則上復工時間會受到疾病的不同與嚴重度的不等有不同影響。此外，個案之年齡、治療方式、是否有併發症產生等因素也會影響復工時間。以下為參考 *MDGuidelines* 建議之合理休養天數。

原發性高血壓	最佳	最長
靜態作業	3	5
輕量作業	3	5
中度作業	3	7
重度作業	3	14
極重度作業	3	14

急性心肌梗塞（無併發症且左心室收縮力正常 LVEF>50%）	最短	最佳	最長
靜態作業	7	21	35
輕量作業	10	28	42
中度作業	14	42	56
重度作業	42	70	112
極重度作業	42	84	112

急性心肌梗塞（合併併發症且左心室收縮力下降 LVEF <50% 或鬱血性心衰竭）	最短	最佳	最長
靜態作業	14	28	56
輕量作業	21	42	70
中度作業	28	70	112
重度作業	56	98	不定
極重度作業	56	112	不定

* 不定係因疾病嚴重程度差異較大，須根據實際疾病狀況予以個別判斷。

腦血管病變（俗稱腦中風）	最短	最佳	最長
靜態作業	21	56	不定
輕量作業	28	56	不定
中度作業	42	70	不定
重度作業	56	84	不定
極重度作業	56	84	不定

* 不定係因疾病嚴重程度差異較大，須根據實際疾病狀況予以個別判斷。

安排復配工所需資料／條件

1. 醫療相關報告、診斷證明（盡可能的完備，以利醫師評估嚴重度與目前恢復狀況）。

   - 心電圖或運動心電圖、心臟超音波報告、心導管檢查報告、運動心電圖（運動測試）、心肌灌流檢測、心血管電腦斷層、一般抽血報告（低密度膽固醇、三酸甘油酯、肝腎功能、血糖、糖化血色素、日常血壓）。
   - 專科醫師開立之診斷證明書、重大傷病證明（如果有）。
   - 自我對於症狀的感受評估、目前能執行 METS 強度。

2. 工作內容：包含時間、負重、化學藥品暴露、溫度、工作性質，盡可能的詳盡，利於醫師瞭解工作情況、風險，提出相對建議與規範。

3. 企業可提供之職場醫療協助：

   - 職護、定期健康檢查、職醫臨場服務等。
   - 風險監測：溫度、濕度、噪音、毒性物質濃度監測等。

工作建議及注意事項

1. 個別化評估回復工作前之狀況。CCS（Canadian Cardiovascular Society）評估心絞痛程度，NHYA 評估心衰竭嚴重程度。

2. 可使用運動壓力測試評估個人體能。

3. 如果症狀較為明顯（如 NYHA III 和 IV）且需要回復的工作為較吃重，需完成評估並徵詢心臟科醫師意見。

4. 回歸職場的工作負荷程度與工作時間宜漸進式增強。

5. 急性心肌梗塞後，若是沒有合併併發症，且運動耐受性良好，應可在 4 至 6 週後回復工作。

6. 應評估個案的心血管事件風險,並執行適當健康管理,以減少後續心血管事件發生的風險。

7. 輪值夜班可能提升心血管風險。如果個案有明顯夜間或清晨胸痛等症狀,可以考慮限制輪值夜班工作。但若是明顯改善可校正之心血管風險因子(如:代謝症候群、高血壓、高血脂等),則可能抵銷部分輪值夜班所增加的心血管風險。

虛擬案例解析:心血管系統疾病之配工

虛擬案例之勞工基本資料

年齡	42 歲
性別	男
事業單位	金屬製造業
事業分類	第一類事業單位
工作狀態	工程師
輪班/加班	目前為日間工作,生病前為長期夜班工作
工作描述	製造業之化驗室,負責檢驗產品及原料化學性質

虛擬案例之內容描述

42 歲男性員工,四個月前因糖尿病酮酸血症於加護病房住院,診斷為冠狀動脈疾病及糖尿病,經心導管手術治療,目前定期追蹤及藥物控制中。查閱其員工健康檢查資料記錄,兩年前的健康檢查血糖正常、血壓正常,僅三酸甘油脂及膽固醇偏高,同時有尿液潛血問題,個人史有抽菸習慣及冠心症家族史等危險因子。目前已定期追蹤並控制血脂肪、血糖、血壓,並養成規律運動、健康飲食習慣;依照佛萊明罕風險評估(Framingham Risk Score)其風險屬中度,個案

表示目前已戒菸。個案從事金屬製造業之化驗工作，使用化學品時會確實穿戴公司配置檢驗合格的安全防護具，每天採樣時間不超過一小時，操作化學品以在抽煙櫃中操作為主。目前個案出院後回到原有工作崗位已屆一個月，希望能夠調回過去習慣的夜班工作，因此欲討論是否能改輪值夜班。

虛擬案例之工作能力評估

面向	因應	評估
風險 （Risk）	工作禁止	1. 高溫、低溫、異常氣壓作業和高架作業 2. 重體力勞動工作
體能 （Capacity）	工作限制	1. 個案罹患冠狀動脈疾病，建議先評估個案目前症狀、CCS 分數達 III 級以上，工作時建議安排人員協助工作，須長途旅遊時應備妥氧氣設備。否則於疾病急性期或不穩定狀況下，建議暫時限制其至醫療資源難以取得的工作場域工作。 2. 個案的工作為輕度負荷工作（4.6 Mets 以下），不屬於負重工作，症狀評估如為輕度（CCS I, II），應可勝任。 3. 若工作業務包含粉塵作業，或四烷基鉛、三氯乙烯等化學藥品，應評估個案近期疾病與體能狀態，適度避免相關作業或配給適當安全防護具。 4. 對照本章總論的特殊工作考量，個案可能暴露的職業危害為夜間輪班工作，因輪班工作可能增加再次發生心臟病的風險，若要輪值夜班，應定期回診心臟科追蹤冠心症控制情況，評估是否穩定控制。

耐受性 （Tolerance）		須確認個案對心血管疾病的認知，如抽菸和高血糖會增加其疾病的嚴重度及復發風險；是否有戒菸動機；是否定期追蹤並確實控制血脂肪、血糖、血壓，並養成規律運動、健康飲食習慣。另須注意個案使用化學品時，是否會確實穿戴公司配置檢驗合格的安全防護具。
總結	個案的工作無高溫、低溫、異常氣壓作業、高架作業。建議個案工作期間確實穿戴公司配置檢驗合格的安全防護具，告知其部門主管多加注意該員冠心症相關症狀。若要回歸夜班輪值工作，應定期回診心臟科評估各項心臟功能、血脂肪、血糖、血壓等相關症狀。若出現冠狀動脈疾病相關症狀，應考慮取消夜間輪班。不建議夜班白班交替，使生理時鐘混亂。	

心血管系統疾病復配工流程

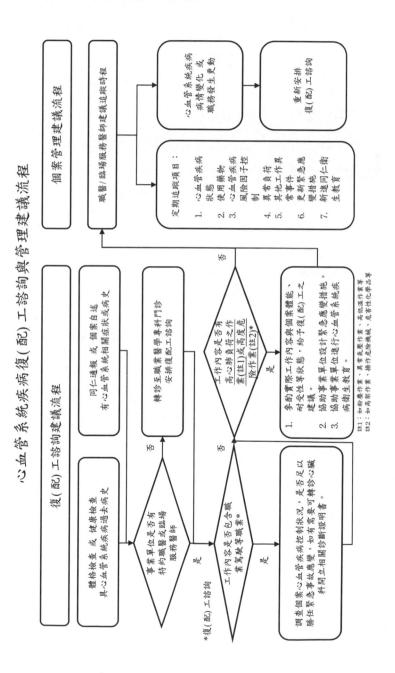

寫給雇主：心血管疾病復配工管理方法

1. 心血管疾病控治療好無併發症（如急性心肌梗塞 LVEF>50%）於適當休息約 4 至 6 週後可回復工作。
2. 勞工回復工作時應評估個案症狀、體能狀況與工作強度，漸進性調整工作強度與時間。
3. 職業駕駛工作應評估個案是否勝任應變緊急事故。如有需要建議轉介心臟科醫師評估。
4. 心血管疾病患者如需執行高架、異常氣壓、高溫、低溫、粉塵、三氯乙烯、四氯乙烯等作業，應考慮禁止作業或給予適當工作限制。

結語

　　心血管疾病（冠心症、腦中風）近年屢屢攻占我國十大死因，隨著冠心症盛行率提升且年輕化，常常影響主要家庭經濟支柱。心血管系統疾病具高度風險與未來不確定性，在職場上常難以預估疾病的未來變化，本文整理國內外最新文獻，提出針對心血管疾病患者之復配工建議，並以案例示範實務上的使用方法，期能提供復工相關依據，並為心血管疾病患者爭取工作權益與自我認同價值。

給勞工朋友的小貼士

1. 心血管疾病如控制良好且無併發症（如：急性心肌梗塞無併發症且 LVEF>50%），經適當休養後大部分人能回復正常工作。
2. 評估心血管疾病風險因子後，應盡可能改善可改變之風險因子，以避免後續心血管疾病發生。

給醫護同仁的小貼士

1. 勞工心血管疾病控制後，如症狀改善，體能可負荷，大多可回復正常工作，但對於工作能力有疑慮的個案，建議應安排復配工評估。

2. 勞工心血管疾病的復配工應同時評估症狀、工作強度、心血管風險等因素。一般來說，若能走兩百公尺或爬二、三層樓以上都不會感到身體不適，大致能勝任一般非負重工作。

3. 症狀不穩定的個案，還是要回到醫療需求，若於臨場服務時無法確定疾病狀態，應請心臟科或相關專科醫師再行評估。

案例回顧

　　小李工作無高溫、低溫、異常氣壓作業、高架作業、三氯乙烯、四氯乙烯與粉塵等作業。建議個案工作期間確實穿戴公司配置檢驗合格的安全防護具。應盡可能改善其心血管風險因子如血脂肪、血糖、血壓、戒菸等。告知其部門主管多加注意該員工冠心症相關症狀。如疾病控制良好且心血管風險因子改善，可回歸夜班輪值工作。若出現冠狀動脈疾病相關症狀，應考慮取消夜間輪班。不建議夜班白班交替，使生理時鐘混亂。

相關法規簡介

1. 勞工健康保護規則第 23 條第一項，雇主於勞工經體格檢查、健康檢查或健康追蹤檢查後，應採取下列措施：參採醫師依附表十二之建議，告知勞工，並適當配置勞工於工作場所作業。

2. 道路交通安全規則 64-1 條：年滿六十歲職業駕駛人，應每年至中央衛生主管機關評鑑合格醫院做體格檢查一次，其合格基準除依第 64 條規定外，並經醫師判定符合下列合格基準：

■ 血壓：收縮壓未達 160 毫米汞柱（mm/Hg）；舒張壓未達 100 毫米汞柱（mm/Hg）。

■ 心電圖檢查：合於健康基準或輕微異常不影響健康安全。

■ 無下列任一疾病：

　　a. 患有高血壓，經臨床診斷不足以勝任緊急事故應變，經休息三十分鐘後，平均血壓之收縮壓達 160 毫米汞柱（mm/Hg）或舒張壓達 100 毫米汞柱（mm/Hg）。

　　b. 患有冠狀動脈疾病及其他心臟疾病，經臨床診斷不足以勝任緊急事故應變。

3. 逾六十八歲之小型車職業駕駛人及汽車運輸業所屬逾六十五歲之大型車職業駕駛人並應符合下列體格檢查之合格基準：

■ 睡眠品質（PSQI）問卷評估：小於五分以下者為合格；不在此範圍值內但接受多功能睡眠生理檢查評估治療有效者，亦可評為合格。

■ 運動心電圖檢查：合於健康基準或輕微異常不影響健康安全。

■ 尿液檢驗、血液檢驗、生化檢驗：合於健康基準或輕微異常不影響健康安全。

參考文獻

Robin A. F. Cox, Felicity Edwards, Keith Palmer, Fitness for work 5th Ch17 Cardiovascular disorders

Talmage JB, Melhorn JM, Hyman MH. AMA Guide to the Evaluation of Work Ability and Return to Work, 2nd ed. American Medical Association. 2011

MDGuidelines, accessed from https://www.mdguidelines.com/

衛生福利部（2020）。109 年國人死因統計結果。

勞工健康保護規則，附表十二。修正日期民國 110 年 12 月 22 日。

4 呼吸系統疾病

作者：林家伃
編輯：白元懿、楊翰選

生活化案例分享

　　小琪是一位 30 歲女性，沒有抽菸習慣，但從小就有氣喘病史，每天都需要使用吸入型藥物來控制疾病，幾年來症狀都非常穩定。一年前小琪開始到網路事業裝機部門工作，工作關係必須要輪值夜班，小琪發現自己在夜班時經常氣喘發作，尤其冬季氣溫較低時更為明顯，為了減少氣喘發作情況，小琪好希望能夠調整為白天上班，於是無助的小琪來到了職業醫學科門診尋求協助。

疾病簡述

　　呼吸道疾病本就時不時會在我們的生活中造成一些困擾，疾病種類繁多，且部分疾病容易演變為慢性疾病。根據 109 年衛福部統計，肺炎及慢性下呼吸道疾病分別占據十大死因的第三名及第八名，同時對於健保支出也帶來一定的負擔。在工作場域中，呼吸道疾病時常導致病假天數增加、人力損失及公司成本增加，甚至可能導致失能。

　　呼吸道疾病來源可能是職業本身誘發，或是既存的疾病受職業環境影響加重。我們所說的「呼吸系統疾病」為多種疾病的統稱，每種疾病的嚴重程度、照護模式、恢復時間均會有所差異；而且呼吸道疾

病時常合併其他疾病，或因其他疾病使呼吸道症狀加劇，例如：心血管疾病、肌肉骨骼疾病等。因此，本章節希望提供評估的整體方向，實際運用時仍需按照個別情況及工作內容來調整，做一個完善且合適的評估與規劃。

呼吸系統疾病相關工作能力評估：風險、體能、耐受性

風險

一般我們常用的評估方式包含：肺功能檢查、問卷篩檢、胸部X光檢查等影像檢查。在評估時也要注意幾件事情：一、肺功能檢查是一個客觀的評估方式，但有時候不一定能直接反應症狀的嚴重度；二、相同工作場所的風險及需求，可能會因為不同勞工而有所不同；三、若要看到狀況改善可能需要適當的治療、環境控制、工作調整以及足夠的時間，才能看到成效。因此，我們需要為每個人量身制定個人的工作風險評估。

一般肺功能檢查可以初步判定是否有阻塞性或侷限性肺病：

肺功能	初步判讀
異常	・FEV1<80% 預測正常值 ・FVC<80% 預測正常值 或 FEV6<82% 預測正常值 ・FEV1/FVC<0.7 或 FEV1/FEV6<0.73
可能有阻塞性肺病	・FEV1<80% 預測正常值 ・FEV1/FVC<0.7 或 FEV1/FEV6<0.73 ・使用支氣管擴張劑後，FEV1 較吸入前增加 >12% 且 >400ml，應考慮氣喘或併發氣喘的可能性
可能有侷限性肺病	・FEV1<80% 預測正常值 ・FVC<80% 預測正常值 或 FEV6<82% 預測正常值 ・FEV1/FVC>0.7 或 FEV1/FEV6>0.73

　　肺功能檢查的判讀過程相當複雜，不建議在未經專業醫師的指導下自行診斷是否罹患肺部疾病。上表為較簡易的初步判讀方式，FEV1（用力呼氣第一秒量）及 FVC（用力呼氣肺活量）對於呈現肺部功能相當重要，當個案罹患阻塞性肺部疾病或是侷限性肺部疾病，如果有機會暴露在某些特殊作業環境，可能就需要考量給予工作禁止。

　　上述要求較嚴格的特殊作業環境，舉凡商用客機或軍機駕駛員、機組成員、水下作業者、需要協助急救難的軍人、警察、消防員，甚至救護人員等，因為可能會在異常氣壓下工作，或是在工作中使用輔助呼吸設備，對於呼吸系統的健康程度要求較高，體格檢查項目上也會較為嚴格，對存在肺部損傷之個案，應給予工作禁止。

　　不同的肺部疾病在嚴重度的評估上有各自的分級系統，其中慢性阻塞性肺病的分級在臨床上相當常用，以下列出供讀者作為參考：

肺阻塞呼氣氣流受阻之嚴重程度分級（依肺功能檢查結果）	
GOLD 1：輕度	FEV1≥80% 預測值
GOLD 2：中度	50%≤FEV1<80% 預測值
GOLD 3：重度	30%≤FEV1<50% 預測值
GOLD 4：極重度	FEV1<30% 預測值

體能

　　在評估體能與工作的適任性時，不只要考量主觀及客觀的疾病嚴重度，也要將工作環境及內容納入考慮。根據 *Fitness for work* 第五版的建議，氣喘控制良好，或肋膜沾黏術後的個案也可能勝任機組成員的工作。針對不同呼吸道疾病，在復配工時需評估的重點也有不同：

1. 氣喘

大多數的氣喘通常症狀輕微，但對嚴重氣喘的患者而言，這個疾病可能致命。患有嚴重氣喘的個案在選擇工作場所時，需將工作場域附近醫療服務的可近性及周全性納入考量，即便嚴重的急性氣喘發作非常少數，仍應確保有確實能夠提供完整緊急醫療服務的院所在附近。

疾病的嚴重程度可簡單透過使用支氣管擴張劑的頻率及影響睡眠的程度來區分，詳見下表。

症狀描述	症狀控制程度
過去四週內，病人是否曾經 ● 每週出現超過兩次的日間氣喘症狀？ ● 因為氣喘而在夜間醒來？ ● 因為症狀而需要使用超過兩次的症狀緩解藥物？ ● 因為氣喘而使得活動力受限？	● 控制良好：以上皆無 ● 部分控制：有其中一至兩項 ● 控制不良：有其中三至四項

■ 檢視工作場域是否有誘發氣喘的刺激物或過敏原，例如：極端溫濕度、粉塵、煙霧、花粉、塵蟎；並瞭解該刺激物對症狀影響的程度。

■ 是否能夠限制或移除上述刺激物，或是具備足夠的防護設備以遠離刺激物？

■ 確認疾病是否得到適當的治療（例如：吸入型類固醇），以及是否能夠控制疾病變化。

■ 確認是否為職業性氣喘（Occupational asthma），臨床上可利用特定物質的支氣管激發測試（specific bronchial provocation challenge test）來幫助診斷。另外也建議除了評估職業性氣喘外，氣喘的疾病變化與急性發作是否與工作因素相關。

■ 工作場所禁菸也有很大的幫助。

2. 阻塞性肺疾病

肺功能檢查能幫助瞭解阻塞性肺病的嚴重程度、不同體能活動下呼吸喘的程度；輕度疾病的個案基本上能從事大多數的一般工作，但隨著疾病嚴重程度增加，工作的限制也會越來越多。在工作場所中，盡可能避免接觸煙霧瀰漫的空間、粉塵及其他呼吸道刺激物，同時在這樣的環境中建議配戴口罩。阻塞性肺病發作可能合併有感染症，在免疫缺乏的個案身上，阻塞性肺病急性發作的可能性也相對較高。

以症狀評估阻塞性肺疾病嚴重程度的方法：

mMRC	定義
0 級	劇烈運動才會喘
1 級	平路快走或上坡時才會喘
2 級	走平路時會因為喘，比同齡的人走得慢
3 級	平路走幾分鐘或 100 公尺就會喘
4 級	穿衣類的活動就會喘

■ 確認疾病是否有得到適當治療，及疾病變化是否能夠得到控制。

■ 確認是否有其他加劇疾病的工作因子，可透過調整工作時數或適當活動等方式來改善。

■ 避免特殊的工作環境或裝備，例如：呼吸防護裝備（RPE）、自給式正壓空氣呼吸器（SCBA）。

3. 間質性肺疾病

- 部分系統性疾病或是特殊職業暴露都可能造成間質性肺疾病。
- 部分肺部纖維化為不可逆，也沒有很好的治療方式，因此早期發現才能早期控制。
- 間質性肺疾病的預後差異大，建議有相關病史應安排選工、配工評估。

4. 呼吸道感染症

- 呼吸道感染症從輕微的感冒、肺炎，甚至到嚴重急性呼吸道症候群，都是可能發生的疾病，平時應做好自我保護，並按醫療建議接受預防注射。
- 臺灣屬於結核病的盛行區，因此結核病的防治也必須納入評估考量。比起定期接受胸部 X 光檢查，盡早察覺並回報疑似症狀更有助於早期發現結核病。
- 若不慎感染結核病，可能需要接受長達數月的藥物治療，但在通常接受治療的兩至三個禮拜後，疾病便不具感染性，惟在接觸孩童或免疫不全者需特別注意傳染風險，直到確定痰液的結核菌培養為陰性。
- 感染症如具有高度傳染性，或者疾病的嚴重度較高時，可能需要暫時性調整工作職務，建議安排配工或復工評估。

5. 惡性腫瘤

- 肺癌盛行率近年來不論性別皆有提高，對於曾罹患癌症的個案，其工作風險也需要審慎評估。
- 職業性癌症的潛伏期很長，建議除了依照體能狀態調整個案的工作內容外，也應調查癌症的發生與過去工作之間的相關性。

耐受性

　　評估個案時，要瞭解疾病對於個案所帶來的生活影響、平時就醫及用藥習慣，同時也要瞭解工作內容或環境是否會影響病人就醫或用藥的方便性，以確保個案的疾病能接受適當的治療，以下提供幾個探討面相：

1. 雇主及勞工對於呼吸道疾病的認識，如是否對傳染性疾病的防治具有基礎的認知（SARS、TB、COVID-19 等）。

2. 對於需要長期服用藥物的疾病（TB、Asthma、COPD 等），需要特別注意服藥順應性與就醫狀況。

3. 是否有會加重呼吸道疾病的生活習慣，例如在好發過敏的季節或場所，抗拒使用口罩；工作場所條件不佳，例如過度悶熱，致使多數人都無法在該工作場所配合使用呼吸防護具；無法戒除抽菸習慣；需要透過抽菸來換取同儕的認同；在工作場所或家裡無法避免吸入二手菸或三手菸；因宗教信仰的原因無法改變的習慣，如焚香、參與人數眾多的宗教活動等。

4. 對於無法確定的診斷，是否有就醫之意願。

5. 工作專業性是否與造成肺部疾病的危險因子息息相關，為求生計而無法脫離危害環境，如專業急救難人員、化學家、鑄造工人、鑿牆工人、照顧幼兒或老人的工作者等。

安排復配工所需資料／條件

1. 基本資料：年齡、BMI、菸酒檳習慣、工作內容及型態、工作環境描述、主觀感受問卷調查、平時用藥習慣。

2. 醫療資料：血壓紀錄、近 3 個月門診追蹤記錄（內容盡量包含胸部 X 光或肺功能等客觀檢查）及用藥記錄（常規藥物、

救急藥物使用之頻率變化），以及是否有急性發作致急診或住
院等紀錄。

3. 其他相關資料：家人的支持態度及抽菸習慣、過去戒菸失敗
的原因等。

工作建議及注意事項

1. 注意可能造成呼吸系統危害之作業：

■ 特殊環境條件：高溫、低溫（較易誘發氣管及支氣管炎）、
異常氣壓、極端濕度、高架、重體力勞動作業，如飛行、
潛水、消防員等工作。

■ 粉塵作業、石綿作業。

■ 具呼吸道刺激性之暴露：鈹及其化合物；甲醛；二異氰酸
甲苯、二異氰酸二苯甲烷、二異氰酸異佛爾酮；氯氣、氟
化氫、硝酸、硫酸、鹽酸及二氧化硫等刺激性氣體；鉻酸
及其鹽類、重鉻酸及其鹽類；砷及其化合物；錳及其化合
物；鎳及其化合物；銦及其化合物；非有機磷農藥之作業。

2. 醫療資源及急性發作預防暨處理

■ 請事業單位維護鄰近有能力提供急診治療之醫療院所名
單，並評估從工作場所呼叫救護車至醫院的距離，對於有
緊急呼吸道疾病治療需求的個案來說是否過於遙遠。

■ 職場的呼吸危害預防：

a. 環境防護：若作業環境有可能暴露呼吸道有害物，雇主
應依照勞工疾病控制狀況進行選配工，提供適當之呼吸
防護具，依有害物種類及特性訂定作業的標準作業流
程，並定期進行教育訓練。

b. 個人防護：工作可能使用呼吸防護用具的勞工，每年應參加公司安全衛生部門的呼吸防護計畫。具呼吸道疾病之勞工，應至少每年一次與臨場醫師進行健康諮詢，更新門診追蹤近況及用藥記錄；有吸菸習慣者建議戒菸，確保勞工對自身疾病有足夠認知，並能適當使用吸入型藥物。

虛擬案例解析：呼吸疾病之配工

虛擬案例之勞工基本資料

年齡	30
性別	女
事業單位	網路事業裝機部門
事業分類	300 人以上，第三級事業單位
工作狀態	分早班及晚班，週工時 40 小時
輪班／加班	須輪值晚班，但較少有加班情形
工作描述	工作內容為安裝設備、設定機器、障礙排除及處理文書作業，工作場所包含辦公室及外出至客戶端

虛擬案例之內容描述

30 歲女性，沒有吸菸習慣，自幼有氣喘病史，每日使用吸入型藥物，過去大部分時間控制良好，無明顯氣喘症狀。到職一年後，工作並無接觸粉塵或其他呼吸道有害物質，自述輪值夜班時因溫差較大容易氣喘發作，進入冬季後更常常需要在夜班時使用急性症狀緩解藥物，因此希望能調整為白班。

虛擬案例之工作能力評估

面向	因應	評估
風險 （Risk）	工作禁止	本案例過去氣喘控制良好，但到職一年內於夜班時有多次急性發作，吸入劑用量增加，應依醫囑規律回診追蹤、盡速控制病情，並建議在病情穩定前調離夜班。
體能 （Capacity）	工作限制	此案例之疾病對溫度變化較敏感，應留意工作環境，除了夜晚低溫也要注意長時日曬造成的高溫環境，因此，在個案疾病控制不穩定的狀況下，建議可限制個案在溫差大的時段安排工作，待控制穩定後再重新評估。
耐受性 （Tolerance）		1. 個案之醫囑遵從性是否良好，是否能正確使用吸入劑；工作內容與時間是否影響藥物使用。 2. 檢視工作內容是否有其他易致氣喘發作之暴露。 3. 簡單防護下（如配戴口罩）能否適度減輕症狀。
總結		個案近期氣喘控制情形較不穩定，實地訪查瞭解個案工作環境後，建議該公司調整個案的工作時段，使個案能接受正確治療並盡速穩定病情。另外建議個案應遵從醫囑服藥、注意保暖、預防感冒，呼吸道傳染病流行季節間，應盡量使用口罩保護自己。

呼吸系統疾病復配工流程圖

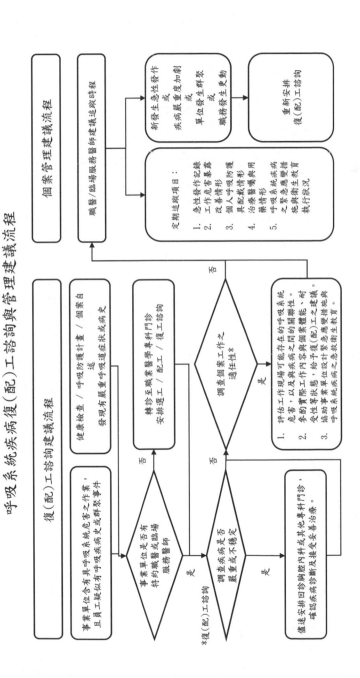

呼吸系統疾病復（配）工諮詢與管理建議流程

個案管理建議流程

職場／臨場服務醫師建議追蹤時程

新發生急性發作 或 疾病嚴重復發加劇 或 單位發生群聚 或 職務發生更動 → 重新安排復（配）工諮詢

定期追蹤項目：
1. 急性發作記錄
2. 工作危害暴露改善情形
3. 個人呼吸防護具配戴使用情形
4. 治療醫囑與用藥情形
5. 呼吸系統疾病之緊急應變措施與衛生教育執行狀況

復（配）工諮詢建議流程

健康檢查／呼吸防護計畫／個案自述
發現有疑似或嚴重呼吸道症狀或病史

事業單位含有具呼吸系統危害之作業，且員工疑似有呼吸疾病史或群聚事件

事業單位是否有特約職醫或臨場服務醫師 — 否 →

調查疾病是否嚴重或不穩定 — 是 → 儘速安排回診胸腔內科或其他專科門診，確認疾病診斷及接受安全妥善治療。

（否）↑ 轉診至職業醫學科門診安排復工／配工／復工諮詢

調查個案工作之適任性＊ — 否 →
1. 評估工作現場可能存在的呼吸系統危害，以及與疾病之間的關聯性。
2. 參考工作內容與個案功能，耐受性等狀態，給予復（配）工建議。
3. 協助事業單位設計對系統疾病之緊急變措施與教育。

（是）→
1. 評估工作現場可能存在的呼吸系統危害，以及與疾病之間的關聯性。
2. 參考工作內容與個案功能，耐受性等狀態，給予復（配）工建議。
3. 協助事業單位設計呼吸系統疾病之緊急應變措施與衛生教育。

＊復（配）工諮詢

寫給雇主：呼吸系統疾病復配工管理方法

1. 緊急事件處理流程：呼吸系統疾病一旦緊急發作可能危及生命，建議事業單位應擬定相關緊急事件處理流程，包含調查工作場所附近的急救責任醫院、醫療資源、準備適當的急救設備等，相關資料在職業安全衛生部門、廠護、單位部門主管需各留存一份。

2. 教育訓練：定期針對個案本人、部門主管、同工作空間之同仁做氣喘急性發作處理之衛教，當同仁出現緊急狀況時，才能迅速提供協助。另事業單位每年應依法執行呼吸防護計畫，並提供正確的呼吸防護具給員工使用。

3. 公司應追蹤管理之資料：應至少每年更新個案用藥記錄及門診追蹤記錄，並定期維護鄰近醫療資源以及相關法規。

4. 善盡通知職責：店鋪、機關、學校、事業、工廠、機構及其他公共場所之負責人，若發現疑似具呼吸道傳染病之病人，未經醫師診斷或檢驗者，應於二十四小時內通知當地主管機關。

結語

呼吸道疾病是一群常見但差異性較大的疾病，在做評估時需要蒐集較完整的資料，且為每位個案量身制定復配工的計畫。本章節針對代表性的氣喘個案，提供復配工議題相關建議，以期能對未來職場安全有所裨益。

給勞工朋友的小貼士

1. 呼吸系統疾病在適當的治療之下，大多都能夠得到良好的控

制，並且可以避免對肺部造成永久性損傷，呼籲勞工朋友正視呼吸道相關症狀，及早診斷與治療。

2. 已知有氣喘等呼吸道疾患的勞工，應隨身攜帶救急藥物並熟悉使用方式，以備不時之需。

3. 養成良好的用藥及就醫習慣，定期追蹤疾病狀況，穩定的疾病才是能夠持續在職場工作的根本。

4. 隨時注意身邊工作夥伴的身體狀況，如有不適也應主動告知同仁，互信互助才能使工作環境更加安全友善。

給醫護同仁的小貼士

1. 呼吸道疾病種類繁多，除了常見疾病外，也應熟知特別危害作業及職業暴露所造成的肺部傷害。

2. 許多呼吸系統疾病除急性發作之外，從外觀難以察覺，建議對於健康檢查報告有過去病史，或者 X 光出現異常的個案，以問卷或口頭方式調查症狀與用藥習慣，發掘潛在需要配工的個案。

3. 自 COVID-19 全球大流行之後，雇主大多已瞭解到在事業單位內部防治傳染病是相當重要的議題，但過猶不及都不好，處理疑似傳染病個案時，亦需注意是否造成職場歧視等問題。

4. 針對不同呼吸道疾病，建議應多花時間觀察、分析該疾病與不同工作場域及工作型態間的關聯性。

5. 主動且定期評估單位內工作者的身體健康，將有潛在呼吸疾病風險者納入追蹤個案，並提供復配工之建議。

案例回顧

　　小琪的氣喘症狀在到職一年後，輪值夜班時因溫差較大及疾病狀態不穩定，容易氣喘發作，進入冬季後更常常需要在夜班時使用急性症狀緩解藥物，應依醫囑規律回診追蹤、盡速控制病情。文獻也指出輪班會增加氣喘發作的風險，且夜班次數越多，風險越高，建議應盡速治療並調離夜班，若後續症狀穩定、氣溫回暖，可再視情況安排輪值夜班。

相關法規簡介

職業安全衛生法

　　第 21 條：雇主依體格檢查發現應僱勞工不適於從事某種工作，不得僱用其從事該項工作。健康檢查發現勞工有異常情形者，應由醫護人員提供健康指導；經醫師健康評估結果，不能適應原有工作者，應參採醫師之建議，變更其作業場所、更換工作或縮短工作時間，並採取健康管理措施。

傳染病防治法

1. 第 3 條：本法所稱傳染病，指下列由中央主管機關依致死率、發生率及傳播速度等危害風險程度高低分類之疾病：
   - 第一類傳染病：指天花、鼠疫、嚴重急性呼吸道症候群等。
   - 第二類傳染病：指白喉、傷寒、登革熱等。
   - 第三類傳染病：指百日咳、破傷風、日本腦炎等。
   - 第四類傳染病：指前三款以外，經中央主管機關認有監視疫情發生或施行防治必要之已知傳染病或症候群。

　　■ 第五類傳染病：指前四款以外，經中央主管機關認定其傳
　　　染流行可能對國民健康造成影響，有依本法建立防治對策
　　　或準備計畫必要之新興傳染病或症候群。

2. 第 11 條第一項：對於傳染病病人、施予照顧之醫事人員、接
　　受隔離治療者、居家檢疫者、集中檢疫者及其家屬之人格、
　　合法權益，應予尊重及保障，不得予以歧視。

3. 第 11 條第二項：非經前項之人同意，不得對其錄音、錄影或
　　攝影。

4. 第 12 條：政府機關（構）、民間團體、事業或個人不得拒絕
　　傳染病病人就學、工作、安養、居住或予其他不公平之待
　　遇。但經主管機關基於傳染病防治需要限制者，不在此限。

5. 第 42 條：下列人員發現疑似傳染病病人或其屍體，未經醫師
　　診斷或檢驗者，應於二十四小時內通知當地主管機關：
　　■ 旅館或店鋪之負責人。
　　■ 運輸工具之所有人、管理人或駕駛人。
　　■ 機關、學校、學前教（托）育機構、事業、工廠、礦場、
　　　寺院、教堂、殯葬服務業或其他公共場所之負責人或管理
　　　人。
　　■ 安養機構、養護機構、長期照顧機構、安置（教養）機構、
　　　矯正機關及其他類似場所之負責人或管理人。
　　■ 旅行業代表人、導遊或領隊人員。

傳染病分類及第四類與第五類傳染病之防治措施

1. 第四類、第五類傳染病之報告，依中央主管機關公告之期限
　　及規定方式為之。例如：流感併發重症應於一週內通報、新

型 A 型流感及嚴重特殊傳染性肺炎應於 24 小時內通報。

2. 第四類、第五類傳染病之病人處置措施多為：必要時，得於指定隔離治療機構施行隔離治療；其中嚴重特殊傳染性肺炎之措施為：必要時，得於指定隔離治療機構或指定處所，施行隔離治療或其他必要措施。

菸害防治法

1. 第 12 條第一項：未滿十八歲者，不得吸菸。
2. 第 15 條第一項：下列場所全面禁止吸菸：

- 三人以上共用之室內工作場所。
- 其他供公共使用之室內場所及經各級主管機關公告指定之場所及交通工具。

參考文獻

全國法規資料庫

2018 臺灣成人氣喘診療指引

2019 肺阻塞臨床照護指引

Maidstone RJ, et al. Night shift work is associated with an increased risk of asthma. Thorax. 2021 Jan;76(1): 53-60. doi：10.1136/thoraxjnl-2020-215218. Epub 2020 Nov 16. PMID: 33199525.

Fitness for work 5th edition: chapter. 18 respiratory disorders.

MDGuidelines/ asthma, COPD, pulmonary tuberculosis.

疾管署公告：傳染病分類及第四類與第五類傳染病之防治措施

5 神經系統疾病

作者：李岩洋、楊翰選、胡松原
編輯：蔡宣致

生活化案例分享

　　阿霖，54 歲男性，已婚，育有二子目前讀國高中，有高血壓、糖尿病合併視網膜病變史，視力有衰退情形。個案約三週前中風，診斷為小腦部位之缺血性腦病變，出現輕微肢體無力及平衡不良，無法久站。個案工作為組裝腳踏車零組件，需專注做穿線、細部組裝作業，工作型態為定點站立式工作，工作期間需長時間站立。固定白班工作，不需輪班，無搬運，亦無負重作業。

　　個案於住院治療數天後順利出院，在家中休息二週後回到原工作崗位，因個案執行精細工作的能力下降，無法勝任過去的機械組裝作業，部門主管對於阿霖的疾病是否適任目前工作感到擔憂，因此請阿霖到職業醫學科門診進行評估。希望可以維持工作收入的阿霖，到底該怎麼辦呢？

疾病簡述

　　根據 *Fitness for Work* 第五版所述，在英國大約有一千萬名病患有足以影響生活的神經系統疾病，大部分可維持基本生活水平，但超過一百萬人（占英國人口百分之二）因神經疾病失能而無法從事全職工

作；大約四分之一介於 16 到 64 歲有慢性失能的族群有神經系統的相
關症狀。

　　腦中風是造成全球人口死亡與失能的主要原因，終生的發生率是
六分之一；依據中華民國衛生福利部國人十大死因統計顯示，腦血管
疾病均為國人十大死因的第 2 至 4 位，平均每年奪走一萬多條寶貴性
命。腦中風即使存活後，通常會遺留下不同程度的神經功能障礙，失
能的後遺症也是我國成人身心障礙的主因之一。

　　本章探討常見急性和慢性神經疾病、對神經毒素的職業暴露所
引發的併發症，來探討暴露員工可否繼續工作；在神經疾病員工中能
否復工取決於個人的功能、共病、對治療的反應，以及心理和社會因
素，同時也要考量工作的內容，同一種疾病在每個人的表現上也相距
甚遠，需要職業醫學科醫師審慎評估，而不是單純由診斷來決定。

　　除了腦部惡性腫瘤和運動神經元疾病外，大多神經系統疾病有較
長的存活率，意味著盛行率和失能率遠高於發生率。

神經系統疾病相關工作能力評估：風險、體能、耐受性

風險

　　依據 *Fitness for work* 之建議，神經系統個案應避免以下作業及職
業。

　　1. 避免以下作業：

　　　　■ 高架作業：攀爬需求、未設有保護裝置

　　　　■ 駕駛或操作電動機械

　　　　■ 作業臨近火源或水源

　　　　■ 異常氣壓作業

　　　　■ 重體力勞動作業

2. 避免特定職業

■ 運輸行業：職業駕駛、火車駕駛員、航空駕駛員等攸關大眾交通運輸安全的交通工具駕駛員。

體能

整體評估以瞭解神經症狀對工作的影響可分為三階段：第一階段是目前對工作表現沒影響，但若症狀惡化有可能影響工作表現；第二階段是已經影響工作表現，但可以調整工作內容和環境來彌補；第三階段是嚴重影響工作表現，且已經沒有合理的調整可以做。依照常見神經疾病伴隨症狀與治療狀況，討論需注意的工作內容：

1. 腦中風和暫時性腦缺血：急性腦中風的嚴重程度取決於病灶的位置和範圍，同時也決定了復工時間和職業預後。單純因為雇主擔心再次發生腦血管意外而不讓員工復工是錯誤的，需要完整的預後評估和合理的工作調整；為了安全考量，任何可能有副作用的處方藥都須檢視，特別是會造成姿勢性低血壓和認知功能遲緩的藥物，也須評估使用抗凝血劑患者的受傷和隨之而來的出血風險。腦中風後到最大復原狀態的時間差異極大，然而，在四個月後通常可以做出可靠的預後評估；理想上，員工須接受最佳的復健後再做出預後評估。

2. 帕金森氏症：是僅次於腦中風第二常見的後天神經疾病肢體障礙，發生率隨著年紀增加，典型症狀包含動作緩慢、靜止性顫抖和肌肉僵直；暴露在工業化學原料（錳）、殺蟲劑和除草劑會增加得到帕金森氏症的風險。

3. 創傷性腦傷：評估頭部外傷員工是否能承受工作的第一步就是預估腦傷的嚴重程度，昏迷指數（GCS）、創傷後昏迷、失

憶的時間長短是最有用的預後指標，但常因為手術以及加護
病房所使用的鎮靜藥物影響意識而無法準確評估。腦震盪或
輕微腦傷的員工可以從症狀、身體病徵和意識功能三個面向
評估。中度至嚴重程度的腦傷後，建議應避免輪班工作，並
限制需承擔的責任；會導致認知能力和專注度下降的藥物要
檢視是否要繼續使用。

4. 失智症：大部分失智症在退休後才會發病，只有少數在工作
年齡發病；有文獻指出，慢性低劑量暴露於金屬物質可能會
造成認知功能障礙或失智症；如果個案長期做同一個工作，
認知障礙會較不明顯，通常還可以在熟悉的環境做常規工
作；但新工作就會顯得困難。可回復的失智症（新陳代謝問
題、常壓性水腦症、特定藥物）並不常見。

5. 周邊神經病變：在疾病開始時通常不易發覺，像是戴手套和
穿襪子一般遠端肢體感覺喪失，進展通常相當緩慢，例外是
格林—巴利症候群；大約有 15% 的糖尿病病人會有嚴重的周
邊神經病變；神經病變很少是停止工作的原因，但要確定行
走能力和平衡度，注意個案對於疼痛和溫度感覺下降，須穿
著特別的輔具，應避免跑或跳對腳負擔大的運動，並加強戒
菸教育；對於個案來說，腳的照護相當重要，要預防小傷口
演變成慢性潰瘍甚至截肢。

6. 擠壓神經病變：正中神經在腕隧道被擠壓會造成夜間疼痛和
感覺異常，在職業上的風險包括高重複性手腕伸展和屈曲，
以及經手腕傳遞的震動（日暴露量 >3.9m/s2）。

7. 毒性神經病變：在評估有可能因化學曝露導致的神經症狀個
案時，細節的職業和環境病史是相當重要的，包括員工的工

作內容、個人防護裝備使用、是否接觸到特定化學物質，也須詢問員工是否服用天然藥物、娛樂用藥，以及日常家居用品、家用水的來源，須得到資料預測可能的暴露劑量和時間，和目前的文獻兩相比較。

職業重健（Vocational rehabilitation）：

在一次急性神經事故後的員工不應期待或被期待要在重返職場前完全復原，如果可以先從調整過的工作或兼職工作開始，復健的速度會加快。事實上，早期介入職能復健，可使個案達到更好的工作狀態，建議可從以下幾個角度安排神經疾病個案的復配工。

- 改變成彈性工時／工作日，並改變輪班制度。
- 改善工作環境、工作中提供額外的休息時間。
- 調整上下班時間，避開尖峰時段。
- 協助往返工作地點之交通，並視狀況允許居家辦公。
- 調整工作責任、指派工作指導員／支援夥伴／職務代理人。
- 擬定神經疾病個案的症狀管理、發生症狀的處理計畫。
- 額外的教育訓練與工作監督。
- 滾動式調整工作內容。
- 協助神經疾病個案參加復健。

耐受性

腦中風、腦傷等需等症狀穩定後（六個月）才來實行復配工。嚴重腦傷或嚴重中風個案可能無法返回職場。對於神經疾病個案進行復配工必須考慮一些主觀的因素，包含擔心被標籤化及歧視、調整後的業務是否可勝任、新職位的薪水待遇是否有誘因等等。原則上，這些因素屬於個案自己的選擇，並非醫師專業評估失能與需休養的理由，

但必須納入復配工整體考量。

安排復配工所需資料／條件

1. 整體情況：近期回診及檢查結果，神經疾病個案建議包含意識和心理功能評估，以及姿勢、平衡、協調度、步態評估，另是否有失語症、構音困難、視野缺損或忽視、運動障礙、空間感障礙、認知功能障礙，都須完整評估。
2. 完整處方用藥及使用方式：注意任何作用於中樞神經系統的用藥皆會影響意識狀態及認知功能；在工作時使用鎮靜劑需小心嗜睡副作用。
3. 工作內容：記錄工作型態、是否需高架作業、是否工作內容易造成大眾運輸上的意外、是否為需高度專注或精神壓力之工作、是否會接觸到神經毒性化學物質，與工作間可能的負重重量。

工作建議及注意事項

　　神經系統疾病個案，依疾病嚴重程度可區分為中樞型或周邊型。中樞型神經系統疾病個案在症狀穩定後，要考慮是否有造成肢體障礙。在接觸駕駛工作與其他高度風險工作時，需考慮在工作中是否需要輔具幫助，勞工本人、雇主，以及同事須特別注意個案之工作狀況是否良好，且符合事業單位之安全規範。周邊型神經系統疾病個案，需考慮手術後復原狀況。除此之外，建議事業單位事先盤點醫療資源，並加入緊急應變措施當中，才能在發生不幸事件時，將傷害降到最低。

1. 盤點醫療資源：搜尋工作場所最近具備緊急腦外傷發作處置

能力的醫療院所，盡量安排個案在距離醫療院所車程小於三十分鐘的地點工作，並避免個案獨自作業。

2. 重新分析工作風險：罹患中樞神經系統疾病後常會造成肢體障礙，因而平常認為很安全的工作內容，可能會變得具有高度危險性。建議事業單位以神經系統個案（尤其中樞型且遺留神經後遺症個案）的角度，重新定義內部各工作內容的危險性，才能進行適切的配工或復工。

3. 設計緊急應變措施：如事業單位內有神經疾病遺存後遺症個案，尤其是中樞型個案，建議可加強衛生教育，教導企業內部員工對於神經疾病後遺症的正確態度，並建議依照下列要點做緊急處置：

■ 盡可能讓個案遠離危險區域，並保持工作場所照明充足。

■ 樓梯裝設欄杆及安全防護設備，以防跌倒事件發生。

虛擬案例解析：神經系統疾病之配工

虛擬案例之勞工基本資料

年齡	54
性別	男
事業單位	腳踏車零組件製造業
事業分類	第一類事業單位
工作狀態	作業員
輪班／加班	日間工作（個案無輪班）
工作描述	組裝腳踏車零件，定點站立工作，無搬運。

虛擬案例之內容描述

　　54 歲男性，有高血壓、糖尿病合併視網膜病變史，視力有衰退情形。個案約三週前中風，診斷為小腦部位之缺血性腦病變，出現輕微肢體無力及平衡不良，無法久站。個案工作為組裝腳踏車零組件，需專注做穿線、細部組裝作業，工作型態為定點站立式工作，工作期間需長時間站立。固定白班工作，不需輪班，無搬運、亦無負重作業。

　　個案於住院治療數天後順利出院，在家中休息二週後回到原工作崗位，因個案執行精細工作的能力下降，無法勝任過去的機械組裝作業，廠護因而邀請安排復工會議。

虛擬案例之工作能力評估

面向	因應	評估
風險 （Risk）	工作禁止	1. 高架作業 2. 重體力勞動作業 3. 異常氣壓作業 4. 駕駛快速移動載具 5. 可能危及大眾安全之作業
體能 （Capacity）	工作限制	1. 個案工作並非駕駛員，無須參考道路交通安全規則對駕駛員體格之規範。 2. 原工作須長時間站立，個案於腦中風後無法久站，建議應調整工作型態，並提供額外的休息時間。建議限制需久站、久走之工作內容。 3. 個案執行精細工作能力下降，建議應調整工作責任區域並指派支援夥伴，並確保夥伴有能力幫忙注意個案的工作和身體狀況。

耐受性 （Tolerance）		1. 個案於腦中風前騎機車上下班，但病發後無法騎車，家人亦無法接送，建議引導公司與個案協調往返工作地點的交通方式。 2. 個案須每日復健治療，有時須於工作時間請假至醫院進行復健，工作安排建議適度考量治療需求與配合復健時間。 3. 在安排工作之前，建議確認個案是否已接受目前的身體變化，並能掌握自我動作控制，如對疾病狀態適應不良，應考慮安排更安全的工作。
總結	個案的工作內容無高架作業、重體力勞動、異常氣壓作業。但組裝工作需久站和精細作業，建議調整工作型態並提供額外的休息時間，調配到粗動作之作業；再三確認對目前精細作業的適配程度。復工前數週減輕工作量，並協助個案接受復健治療，待工作狀態穩定後做出完整預後評估，視症狀恢復程度，再逐漸提升工作量與作業難度。	

神經系統疾病復配工流程圖

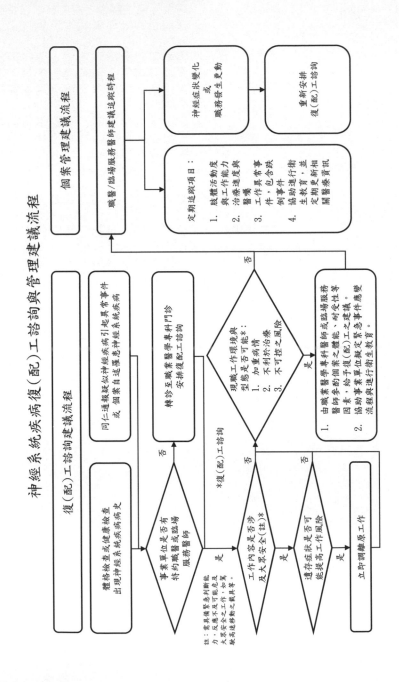

神經系統疾病復（配）工諮詢與管理建議流程

復（配）工諮詢建議流程

個案管理建議流程

職醫/臨場服務醫師建議追蹤時程

體格檢查或健康檢查出現疑似神經系統病史

事業單位是否有特約職業醫學科門診安排復配工諮詢

同仁通報疑似神經疾病引起異常事件或個案自述罹患神經系統疾病

轉診至職業醫學科門診安排復配工諮詢

註：常見傷害判斷危急及大眾不及可能危及大眾安全之工作，以及駕駛或邊動機具之載具等。

工作內容是否涉及大眾安全（註）※

否

是

遵行班別與工作風險

否

是

立即調離原工作

※復（配）工諮詢

現職工作環境與型態是否可能：*
1. 加重病情
2. 不利於治療
3. 不可控之風險

是

否

1. 由職業醫學科醫師或臨場服務醫師參酌個案之身體能力因素，給予復（配）工建議。
2. 協助事業單位定期緊急事件應變流程與進行衛生教育。

定期追蹤項目：
1. 肢體活動度與工作能力
2. 治療進度與醫囑遵從
3. 工作異常事件、包含跌倒事件
4. 協助進行衛生教育，並定期更新相關醫療資訊

神經狀況變化或職務發生更動

重新安排復（配）工諮詢

寫給雇主：神經系統疾病復配工管理方法

1. 神經系統疾病尤其是中風、腦出血等常與體檢項目如高血脂、高血壓等息息相關。建議落實每年勞工體檢報告資料分析，找出潛藏個案並加以分級管理。相信一定可以確保公司未來的人力狀況。

2. 為避免突發性神經系統疾病而發生緊急事件時造成人員或事業單位損害，妥善為事業單位內準備適當的急救設備及確立後送醫療機構。

3. 諮詢專業醫護人員設計緊急應變措施與定期追蹤辦法，能夠將意外的傷害降到最低。

結語

　　各式神經系統疾病對勞工作業安全有顯著的影響，其中又以腦血管疾病最常見。本章整理國內外最新文獻，提出針對神經疾病個案之復配工建議，並以虛擬案例示範實務上的使用方法，再次強調除了神經症狀和病徵外，也需分析個案的功能性能力，並完整評估工作場所潛藏的危險和員工須承擔的責任，針對個案需求做出改進，才能為神經疾病個案營造友善的職場環境。

給勞工朋友的小貼士

1. 每次的體檢報告請詳加閱讀及逐年保存與比對，早點瞭解自身的身體狀況。畢竟每個人都背負著家庭的經濟壓力，要有良好的身體才是對家庭最好的保障。請關心您的三高（高血糖、高血壓、高血脂）並盡早控制，才能避免腦、心血管意外發

生。

2. 若有突發性神經狀況請告知周圍同事，並及早與急救及安全衛生人員聯絡。

3. 腦中風、腦出血等神經疾病事件都可能發生在任何人身上，罹患神經系統疾病後帶來的行動不便、肢體障礙等後遺症，在任何人身上都會發生。請不要歧視有肢體障礙的同事，可試著多詢問他們目前的治療狀況，給予主動協助，代替異樣的眼光。

給醫護同仁的小貼士

1. 依據體格或健康檢查報告儘早篩出高風險族群，落實定期追蹤。預防工作時突發的神經系統疾病。

2. 預防勝於治療，特別在具有高度工作危險性或該員工從事的工作影響大眾利益（如機師或公車司機）的事業單位內執行臨場健康服務時，應主動搜尋是否有高血脂、高血壓相關病史或已有神經系統疾病的員工，並給予適切的選工和配工。

3. 請定時辦理健康促進活動，甚至可設計 APP 來增進公司內健康狀況監測。

4. 教育訓練：定期回診接受復健治療和腦中風相關衛教，並建議讓家屬與可能提供生活協助之友人一同參與。

5. 公司應追蹤管理之資料：定期追蹤腦中風疾病狀態，包含神經學檢查、影像學檢查，以及定期之成人健康檢查、健康認知與行為。

案例回顧

　　阿霖復工一年後落實高血壓、高血脂等體檢異常項目回診，於隔年一月再次發生缺血性中風，病變位置為小腦靠近腦幹處，嚴重影響視力對焦及平衡能力，個案於住院治療過程中併發腎病變，疑似與糖尿病史相關，開始接受長期洗腎治療，個案因失去工作能力而無法返回工作。

相關法規簡介

1. 依據臺灣於民國 111 年 04 月 01 日修正之道路交通安全規則第 64 條：體格檢查及體能測驗合格基準依下列規定。（一）視力：兩眼裸視力達 0.6 以上，且每眼各達 0.5 以上，或矯正後兩眼視力達 0.8 以上，且每眼各達 0.6 以上。（二）辨色力：能辨別紅、黃、綠色。（三）聽力：能辨別音響。（五）活動能力：全身及四肢關節活動靈敏。（六）無下列疾病情形：1. 癲癇，但檢具醫療院所醫師出具最近二年以上未發作診斷證明書者，不在此限。2. 有客觀事實足以認定其身心狀況影響汽車駕駛之虞，經專科醫師診斷認定者。3. 其他足以影響汽車駕駛之疾病。（七）其他：無酒精、麻醉劑及興奮劑中毒。

   腦中風患者可能因疾病之後遺症，導致視力、聽力、辨色力、四肢活動功能受損。另需注意因神經系統疾病服用的中樞神經系統藥物是否影響駕駛功能。

2. 依據臺灣於民國 111 年 04 月 01 日修正之道路交通安全規則第 64-1 條：年滿六十歲職業駕駛人，應每年至中央衛生主

管機關評鑑合格醫院做體格檢查一次，其合格基準除依第
64 條規定外，並經醫師判定無下列任一疾病。（四）患有癲
癇、腦中風、眩暈症、重症肌無力等身體障礙致不堪勝任工
作。（八）患有經常性打呼合併白天嗜睡者，白天嗜睡指數大
於 12。但接受多功能睡眠檢查評估治療有效者，不在此限。
神經系統疾病個案常因疾病影響大腦功能或慢性疼痛而有睡
眠障礙，可配合嗜睡指數判斷其嚴重程度。

3. 依據臺灣於民國 110 年 01 月 20 日修正之身心障礙者權益保
   護法第 16 條第一項：身心障礙者之人格及合法權益，應受
   尊重及保障，對其接受教育、應考、進用、就業、居住、遷
   徙、醫療等權益，不得有歧視之對待。且同法第 86 條第一
   項：違反第 16 條第一項規定，處新臺幣十萬元以上五十萬元
   以下罰鍰。

參考文獻

K Palmer, I Brown, J Hobson, Fitness for work: The Medical Aspects, 5th ed. Oxford
University Press. 2013.

勞工健康保護規則 附表十二。修正日期民國 110 年 12 月 22 日。

道路交通安全規則。修正日期：民國 111 年 04 月 01 日。

身心障礙者權益保護法。修正日期：民國 110 年 01 月 20 日。

6 癲癇

作者：林宇力
編輯：楊翰選、詹毓哲

生活化案例分享

小明 33 歲，自五年前開始在電信業裝機部門擔任職員，工作需要駕車、爬梯、牽線。小明過去曾有發作癲癇的經驗，最近一次發作是在近一年內，目前正規律服用醫師開立的抗癲癇藥物。部門主管對於小明的疾病是否適任目前工作感到擔憂，因此請小明到職業醫學科門診進行評估。希望可以維持工作職務的小明，到底該怎麼辦呢？

疾病簡述

癲癇是一種常見的神經疾病，根據統計，國外（英國）的盛行率數據約為 0.52%，其中 39% 的個案有全身性發作的記錄。臺灣的癲癇盛行率則約為 0.6%，亦即全國約有 14 萬人正受此疾病所苦，其中又包含了許多正值勞動年齡的勞工。其實癲癇並不可怕，目前的抗癲癇治療已相當成熟有效，大約七成的癲癇患者都能受到良好的控制，但癲癇症狀一旦在工作中發作，可能增加自身或其他成員之工作風險。

依據職業安全衛生法第 21 條及勞工健康保護規則第 9 條與第 11 條之規定，雇主有使醫護人員為勞工進行復配工之法定義務，亦與職

業傷病發生後法院對於解僱及賠償之判定有關。對此，臺灣已有「復工工作服務指引」與「適性配工工作服務指引」可供參考，惟實務上當需要對特定疾病進行復配工時，尚缺乏較為具體之建議，包含癲癇患者的配工議題。臺灣近年來針對癲癇患者駕照考取議題已多所討論，終於民國 109 年 09 月 04 日修正道路交通安全規則，放寬二年以上未發作癲癇患者之考照規定，也影響了爾後職場復配工之考量。

依據公路總局發布之「放寬控制良好癲癇患者考領駕駛執照Q&A」，輕症癲癇患者經醫師診治並依醫學專業判斷、證明達 2 年以上可控制不發作者為開放對象。患者除應符合一般報考駕駛執照體檢合格基準、資格之規定外，並應檢具 3 個月內由合格醫療院所醫師出具最近 2 年以上未發作診斷證明書。而駕駛人如有癲癇發作情事，應將駕駛執照繳回公路監理機關，並不得駕駛汽車，待 2 年後檢具最近 2 年以上未癲癇發作，經合格醫療院所醫師出具診斷證明書，得申請換發新照；未將執照繳回者，由公路監理機關逕行公告註銷並追繳之。

癲癇相關工作能力評估：風險、體能、耐受性

風險

依據 *Fitness for work* 之建議，癲癇患者應避免以下作業及職業：

1. 避免以下作業
   - 高架作業：攀爬需求、未設有保護裝置。
   - 駕駛或操作電動機械。
   - 作業周遭有未設有保護裝置的機械。
   - 作業臨近火源或水源。
   - 長時間單獨作業。

　　■ 使用手持式電動機具作業。

2. 避免特定職業

　　■ 運輸行業：職業駕駛、火車駕駛員、大型貨櫃車輛駕駛、起重機操作員、航空駕駛員、海員。

　　■ 危險行業：高空作業（鷹架、屋頂、消防）、鐵道作業、高壓電作業、高熔金屬、操作危險性機械、臨近開放性水池及化學液槽作業。

　　依據臺灣勞工健康保護規則附表十二，從事高架作業宜考量癲癇疾患控制情形。

體能

　　依據「復工工作服務指引」，復配工前需進行功能性能力評估或職業能力評量。在功能性能力的部分，主要評估復工勞工的耐受力、肌力、負重能力、疼痛、協調和平衡能力；職業能力評量由於需要發展個別化復工計畫，除評估上述生理功能外，還包括心理社會功能評估，需蒐集勞工家庭狀況、經濟狀況、教育背景、工作經歷等資訊，並且需要訪談勞工對未來工作期待等。

　　一般情形下，原則上癲癇患者之體能不受影響，就沒有限制工作之必要。

耐受性

　　對於癲癇患者進行復配工必須考慮一些主觀的因素，包含擔心被標籤化及歧視、調整後的業務是否可勝任、新職位的薪資待遇是否有誘因等。原則上，這些因素屬於患者自己的選擇，並非醫師專業評估

失能與需休養的理由，但必須納入復配工整體考量。

復工時間

　　依據 *MDGuidelines*，原則上在有效治療及控制下，癲癇患者沒有失能的情形，復工所需的失能期間反映的是調整抗癲癇藥達到症狀穩定的時間，最少為 0 天，最佳為 5 天，最多為 28 天。

安排復配工所需資料／條件

1. 整體情況：多數癲癇發作具有間歇性，建議在進行配工、復工諮詢前，建議個案提供最近一次的癲癇疾病就診記錄（一個月內為佳），並檢附神經內科、神經外科，或小兒神經科醫師開立之診斷證明書，且內容應涵蓋神經學檢查結果、近期發作記錄，以及治療穩定度等相關記錄。

2. 完整處方及治療方式：抗癲癇藥物的劑型多樣，且使用時間與方式亦有差別，個案應讓協助復配工諮詢之醫護人員充分瞭解目前治療癲癇之藥物種類、使用方式等醫囑，另外應主動告知實際使用藥物情形與曾出現之副作用等資訊。

3. 工作內容：癲癇與工作風險息息相關，重要的工作資訊包含個案實際之工作內容、非常態性之支援工作、輪班情形、是否操作危險機械設備，以及是否在工作中或通勤期間駕駛車輛等，所有與工作風險相關之資訊。

工作建議及注意事項

　　控制不穩定（一般指兩年內仍有發作記錄）之癲癇個案，在接觸駕駛工作與其他高度風險工作時，需預防在工作中癲癇發作，因此需

要受到額外保護。除此之外，建議事業單位事先盤點醫療資源，並加入緊急應變措施當中，才能在發生不幸事件時，將傷害降到最低。

1. 盤點醫療資源：搜尋工作場所最近具備緊急癲癇發作處置能力之醫療院所，盡量安排個案在距離醫療院所車程小於三十分鐘的地點工作，並避免個案獨自作業。

2. 重新分析工作風險：癲癇發作時有一定機率會突然失去意識，許多平常認為很安全的工作，可能會變得具有高度危險性。建議事業單位進行癲癇員工工作路徑的現場訪視，重新定義內部各工作內容之危險性，有助於適切之復配工諮詢。具有碰撞風險的工作區域，必要時可配戴適合的安全帽等個人防護具。

3. 不適合癲癇的工作型態或物質：輪班工作、高度工作壓力、酒精等。另外，對光敏感的癲癇個案較不適合使用視覺顯示設備。

4. 設計緊急應變措施：如事業單位內有不穩定之癲癇個案，建議可加強衛生教育，教導企業內部員工對於癲癇發作之正確緊急處置，除了降低同仁發作時的風險之外，在平時生活中可能也用得上。萬一個案發作癲癇，建議依照下列要點做緊急處置：

   - 盡可能讓個案遠離危險區域，並維持舒適之姿勢如躺下。
   - 保護頭部，解除頸部及其他部位過緊的衣物。
   - 除非確定癲癇已經完全停止，避免個案獨處，並盡量減少移動。
   - 不要試圖將個案之嘴巴打開，或置入任何物品到牙齒之間。

- 癲癇暫時停止時，將個案轉成側臥姿勢，以避免被口中分泌物嗆傷。
- 個案恢復意識初期可能會有恍惚、緊張、窘迫等反應，這是正常的。
- 癲癇發作超過五分鐘而無法自然恢復意識，建議考慮請救護車協助送醫。

虛擬案例解析：癲癇之配工

虛擬案例之勞工基本資料

年齡	33
性別	男
事業單位	電信業
事業分類	第二類事業單位
工作狀態	正職，工作年資 5 年
輪班 / 加班	日班，不需輪班
工作描述	駕駛作業、高架作業、牽線作業

虛擬案例之內容描述

　　33 歲男性，因癲癇疾患定期於醫院神經內科就診，105 年 12 月第一次發作，易於冬天發作（108/11、108/12），最近一次發作在 109/01/27，抗癲癇藥物為 Levetiracetam (KEPPRA®)（一日兩次）。目前任職於電信業，年資 5 年，隸屬裝機部門，工作內容為駕駛公司之小客車至用戶家中進行裝機、牽線作業，工作中需要爬梯（高度 5~6 米，約兩層樓高），涉及高架作業及駕駛作業。個案希望能維持當前工作以保有較高的薪水，然部門主管則擔心個案疾病狀況是否可適任

當前工作，因而至職業醫學科門診進行復配工評估。

虛擬案例之工作能力評估

面向	因應	評估
風險 （Risk）	工作禁止	1. 高架牽線作業：應禁止爬梯動作。 2. 駕駛作業：近一年仍有癲癇發作記錄，應禁止。 3. 單獨作業。
體能 （Capacity）	工作限制	原則不受影響，惟需持續追蹤就醫、用藥、症狀控制情形。
耐受性 （Tolerance）		個案希望留在原單位。
總結		面談瞭解公司原單位能否配合兩人為一組出勤，使個案能避免駕駛、爬高、單獨作業。依據臺灣道路交通安全規則修法精神，本個案 2 年內有癲癇發作情事，應將駕駛執照繳回，不得駕駛汽車，需待 2 年以上未有癲癇發作，經合格醫療院所醫師出具診斷證明書，始得申請換發新照，個案也才能從事駕駛作業，屆時牽線作業才可考慮放寬（需配戴安全頭盔及做好保護裝置），但仍建議維持兩人作業。並應讓個案在瞭解癲癇疾患之作業風險後，簽署希望維持原工作之同意書。同時，如個案原為自行駕車上下班，應建議改搭乘大眾交通工具、共乘、提供宿舍等替代方案。

癲癇復配工流程圖

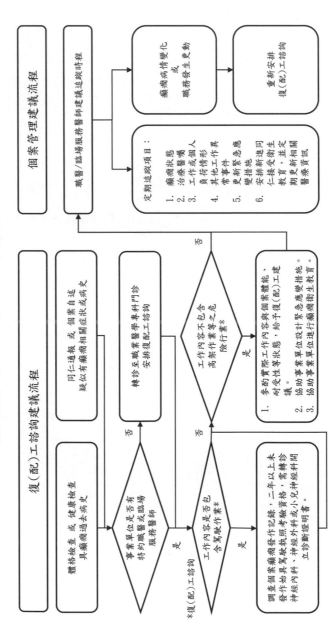

癲癇復（配）工諮詢與管理建議流程

復（配）工諮詢建議流程

個案管理建議流程

* 復（配）工諮詢

體格檢查 或 健康檢查
具癲癇過去病史

事業單位是否有
特約之職業 或 臨場
服務醫師

同仁通報 或 個案自述
疑似有癲癇相關症狀或病史

轉診至職業醫學專科門診
安排復（配）工諮詢

職醫／臨場服務醫師建議追蹤時程

工作內容是否包
含易發作素*

工作內容不包含
高架作業等之危
險作業*

是　　否

調查個案癲癇發作記錄，二年以上未
發作始具駕駛執照考驗資格，需轉診
神經內科、神經外科或小兒神經科開
立診斷證明書。

1. 參酌資實工作內容與個案體能、
耐受性等狀態，給予復（配）工建
議。
2. 協助個案設計緊急應變措施。
3. 協助事業單位進行癲癇衛生教育。

癲癇情況變化
或
職務發生更動

重新安排
復（配）工諮詢

定期追蹤項目：
1. 癲癇狀態
2. 治療或個人
3. 工作負荷情形
或其他工作
4. 其他緊急應
變措施
5. 更新措施
6. 重新進同仁接受衛生
教育，並定
期更新相關
醫療資訊

寫給雇主：癲癇復配工管理方法

1. 癲癇發作時間不定，難以從外觀或工作表現上察覺相關病史，體格檢查或健康檢查報告提供之資訊雖然有限，但仍值得參考。

2. 為避免癲癇個案發生緊急事件時造成人員或事業單位損害，妥善為癲癇個案做適切的選工、配工、以及復工，是相當重要的預防工作。

3. 諮詢專業醫護人員設計緊急應變措施與定期追蹤辦法，能夠將意外的傷害降到最低。

4. 多數癲癇疾病可以得到良好的控制，控制穩定下的癲癇不會影響工作能力。

5. 癲癇可能因外傷、感染，或神經血管病變如中風等原因，發生在未有相關疾病史的個案身上，故良好的衛生教育並非針對個案，目的在提昇整體職場健康。

結語

　　隨著職安法雇主責任日漸被重視，復配工評估之需求及專業度都有往上提升之趨勢，本章評析近年復配工議題之法院觀點，並研討癲癇患者案例，期能對於職場醫護有所裨益，並增進臺灣勞工的職場健康。

給勞工朋友的小貼士

1. 抗癲癇藥物雖有其副作用，但對於疾病的控制非常有效，中斷治療除了可能導致癲癇復發，更可能增加工作場所的危險，影響他人安全。

2. 癲癇未來也可能發生在你我身上，不應歧視具有癲癇病史的同仁，這對於提升工作場所的安全性沒有幫助。

3. 如具有癲癇病史，應主動提供相關資訊，除了能夠調整至適切的工作崗位之外，也才能夠讓同仁在緊急情況下幫助自己。

給醫護同仁的小貼士

1. 有些個案癲癇發作時，不是以俗稱大發作的持續性癲癇為主要表現，建議應花時間觀察、分析事業單位員工在工作中發生的異常事件及異常工作負荷的背後原因。

2. 預防勝於治療，特別在具有高度工作危險性的事業單位內執行臨場健康服務時，應主動搜尋是否有癲癇相關病史或症狀的個案，並給予適切之選工和配工。

3. 癲癇發作時，緊急應變措施執行的好壞，對於個案之預後影響深遠，平時應多留意相關措施的衛生教育落實情形。

案例回顧

　　小明因為最近一次發作癲癇的時間在一年之內，疾病控制尚未達到完全穩定的狀態，因此建議暫時避開一些高危險性的作業如高架作業、駕駛作業等，此舉除了保護自己，更能提升職場安全。另外，也建議小明等疾病控制較穩定後，可依照需求與主管討論是否重新調整工作內容。

相關法規簡介

1. 依據臺灣於民國 111 年 04 月 01 日修正之道路交通安全規則第 64 條：放寬「癲癇患者，但檢具醫療院所醫師（神經內外

科、小兒神經科）所出具最近二年以上未發作之診斷證明書」之體格檢查合格基準。

2. 道路交通安全規則第 52-3 條：患有癲癇疾病符合第 64 條第一項第一款第六目之一但書規定者，得申請機車或普通小型車駕駛執照考驗，並需每二年換照一次。

3. 道路交通安全規則第 76 條：當有癲癇發作情形或未依規定換照者，須將執照繳回。

4. 道路交通安全規則第 65 條：當執照繳回後，須再待最近二年以上未有癲癇發作並出具診斷證明書後，始得核發新照。

5. 本次修法乃經專業醫學機構蒐集國內外制度及相關研究，並與相關醫學專家、身心障礙團體及有關單位研商獲致共識，目的在於解決癲癇患者其日常生活、就業使用自用交通工具之需求。

參考文獻

陳月霞：復工工作服務指引（試用版）。

黃百粲：適性配工工作服務指引（試用版）。

Talmage JB, Melhorn JM, Hyman MH., AMA Guide to the Evaluation of Work Ability and Return to Work, 2nd ed. American Medical Association. 2011.

K Palmer, I Brown, J Hobson, Fitness for work: The Medical Aspects, 5th ed. Oxford University Press. 2013.

Reed P., The medical disability advisor: Workplace Guidelines for Disability Duration. 5th ed. Boulder, Colo: Reed Group Holdings, Ltd. 2005.

MDGuidelines®

勞工健康保護規則。修正日期民國 110 年 12 月 22 日。

癲癇請記住，三不二保護。內政部消防署行政公告。資料來源：https://www.nfa.gov.tw/cht/index.php?code=list&flag=detail&ids=21&article_id=846

放寬控制良好癲癇患者考領駕駛執照 Q&A，公路總局。

7 聽力及前庭系統疾病

作者：楊翰選
編輯：林家仔

生活化案例分享

61 歲的阿忠是鐵路局的員工，年資超過 30 年，工作為負責行車安全、旅客服務與行政業務，需輪班工作。阿忠於 10 多年前被診斷鼻咽腫瘤，完成治療多年後雙耳開始出現聽力異常，偶爾有頭暈症狀。部門主管於最近與阿忠的交談中發現他重聽嚴重，對於阿忠是否適任目前工作感到擔憂，因此請阿忠到職業醫學科門診進行評估。

疾病簡述

根據中華民國衛生福利部統計處之統計，2020 年在案之聽覺機能障礙者共 124,825 人；平衡機能障礙者為 3,300 人。其中聽障者約占整體身心障礙者之 10.4%，占總人口的 0.53%。

聽力損傷

1. 會影響個人的表達、溝通能力，與察覺危害的能力，也因此較嚴重的聽力損傷會左右人們語言發展、教育程度和工作能力。根據 *Fitness for Work* 第五版所述，相對於正常族群，嚴重聽力損傷或耳聾的勞工失業的機會達四倍之高。工作中與

休息時間暴露在噪音之下，會增加聽力損傷的風險，其他危險因子有男性、高血壓、糖尿病史、抽菸史，近年來發現甚至暴露在二手菸的環境也會導致聽力損害。

2. 評估方法：詢問病史對於調查聽力損傷是非常重要的手段，過去曾有研究發現，相較於標準聽力篩檢，簡單向高齡長者問一句：「請問您現在是否有聽力問題？」在頻率 1K、2K 的範圍中，針對 40 分貝以上的聽力損傷，竟有高達 71% 的敏感度與 71% 的特異性，爾後亦有其他類似研究支持其論述。其他如音叉測試、標準聽力篩檢、誘發性耳聲傳射，以及更準確的純音聽力測試都對聽力損傷具有更好的檢測效果，但在職場中較難實現。

前庭系統疾病

1. 容易導致眩暈與平衡異常，與聽力損失類似，眩暈亦常導致勞工的受僱權益受損。舉例來說，眩暈患者容易在駕駛員、操作危險機械、高架作業，與甲板作業員等工作選擇上，淪為受害者。根據西元 1999-2004 年之美國國家衛生營養調查（the US National Health and Nutrition Examination Survey, NHANES）報告，四十歲以上之成年人約有三分之一的人有平衡不良的問題，而這類問題在高齡、教育水準低，以及糖尿病族群中更容易出現。

2. 評估方法：要找出眩暈症的原因，病史詢問、簡易的神經學檢查和平衡測試都相當重要。另外，確認血壓、心律，以及是否有貧血相關症狀等，都應一併評估。

聽力及前庭系統疾病相關工作能力評估：風險、體能、耐受性

影響工作能力的臨床觀點

1. 聽力損傷：因為對於警告聲音的警覺性降低，造成工作中與交通中發生意外的風險增加。另外，即使面對面時聽損患者也容易有溝通上的困難，更遑論是透過電話與視訊方式溝通。法規面來說，船員、大貨車與載運旅客的駕駛因在安全上有更多考量，故在發給執照前有相關測試與限制。

2. 前庭系統疾病：因為影響平衡功能，連帶影響勞工之受僱權益、個人安全、出勤狀況，與工作生產力，且平衡問題會隨著年齡增加而變得更嚴重與頻繁。因此，中高齡勞工與高風險作業如高架作業、高低溫作業之勞工等，在選、配、復工評估時，應加強詢問是否有眩暈相關症狀。

風險一體能一耐受性分析

1. 風險：根據勞工健康保護規則之附表十二，噪音作業、異常氣壓作業、高架作業等作業之選配工，宜考量勞工是否罹患聽力損傷或聽力障礙；平衡機能失常者不建議從事高架作業。

2. 體能：嚴重之聽力損傷會提高工作中的風險，因此工作內容若需要依靠聽覺來判斷危害所在，聽力損傷患者較無法勝任；但若事業單位配備以振動、光線輔助判斷之設備，則可再另行評估。汽車駕駛、動力船駕駛因考量安全性，對聽力有特殊要求，詳見「相關法規簡介」說明。

3. 耐受性：助聽器對於聽力損傷患者之工作能力有一定幫助，

但許多人無法配合長時間配戴，故應考量配戴助聽設備之順應性。另外，一般事業單位在進行安全衛生教育訓練與安全事項宣導時，常以口頭方式傳達資訊，聽力損傷患者如無法配合仔細閱讀書面安全規範，在安全認知上容易出現落差。

復工時間

1. 聽力損傷：復工時間反映的是勞工若需要接受耳部手術時，術後需要的復原時間。鼓膜切開術少則 1 天，長則 3 天；鐙骨切除術、鼓室成形術依工作體力負荷不同，建議復工時間由 2 至 28 天不等；人工耳蝸置入最少為 14 天，最佳為 21 天、最多為 28 天；乳突切除術總體來說需要最長的復工時間，建議靜態作業者最少休養 14 天，非常重體力勞動者復工時間最多可達 42 天。

2. 前庭系統疾病：包含梅尼爾氏症、前庭神經炎及其他暈眩相關疾病，視工作體力勞動程度有最少為 1 天以上，最佳為 7 天以上，最多為 14 至 28 天的復工時間。

安排復配工所需資料／條件

1. 整體情況：近期回診追蹤治療狀況及檢驗結果。聽力損傷者建議包含最近一次之純音聽力檢查報告（含 0.5K, 1K, 2K, 3K, 4K, 6K, 8K Hz）、理學檢查報告（含雙耳鼓膜檢查），以及過去是否曾經有聽力危害作業或疾病之暴露史。

2. 完整處方用藥及使用方式：記錄過去、現在，與未來預計接受之治療方式，包含臨床醫師對聽力輔具之使用建議。

3. 工作內容：記錄工作型態，是否暴露於噪音作業、是否為異

常氣壓作業、是否需高架作業等；作業內容對於聽覺及平衡功能的依賴度，以及是否與自己或他人安全性高度相關。

工作建議及注意事項

1. 聽力損傷：最廣泛使用的聽力輔助裝置就是助聽器，其他如人工電子耳、發出屏蔽耳鳴的噪音裝置等，都能夠提升聽損或聽障勞工的生活與工作品質。其他在工作場所中可以應用的方式有電子筆記本、唇語師、速記員，以及身體語言轉譯員等，國外甚至有導聾犬的選項。如果職場中有聽損勞工，建議可以使用震動傳呼器，藉由震動與閃光的輔助來提醒勞工火警等緊急事件正在發生。

2. 前庭系統疾病：多數前庭疾病在 3-6 個月內都能改善，有些必須透過藥物，有些疾病則需要倚靠復健或手術的方式治療。不同前庭系統疾病治療差異大，建議諮詢專科醫師建議。

虛擬案例解析：聽力及前庭系統疾病之配工

虛擬案例之勞工基本資料

年齡	61
性別	男
事業單位	陸上運輸業
事業分類	第一類事業單位
工作狀態	運輸服務業單位主管
輪班／加班	輪班工作（日、夜班輪替）
工作描述	負責行車安全、旅客服務，與行政業務

虛擬案例之內容描述

　　61 歲男性，曾於民國 94 年被診斷鼻咽腫瘤，已完整接受化學及放射線治療，於放射線治療結束之後，雙耳開始出現聽力異常症狀，民國 108 年之健康檢查報告顯示雙耳高頻部分聽力受損，左耳聽力檢查數值（0.5K: 25dB, 1K: 20dB, 2K: 40dB, 3K: 70 dB, 4K: 65 dB, 6K: 85 dB, 8K: 80 dB），右耳聽力檢查數值（0.5K: 15dB, 1K: 10dB, 2K: 25dB, 3K: 40 dB, 4K: 65 dB, 6K: 80 dB, 8K: 80 dB）。左耳之低頻平均聽力（0.5K, 1K, 2K）為 28.33 dB；高頻平均聽力（3K, 4K, 6K）為 73.33 dB。右耳之低頻平均聽力（0.5K, 1K, 2K）為 16.67 dB；高頻平均聽力（3K, 4K, 6K）為 61.67 dB，純音聽力檢查報告發現該員工之左耳低頻範圍出現輕度聽力損失，高頻範圍具顯著至嚴重之聽力損失；右耳低頻範圍聽損不顯著，但高頻部分亦具有中度至顯著之聽力損失。該事業單位無噪音作業，且個案已於該事業單位工作超過 30 年，在此之前亦無暴露噪音作業的記錄。除聽力損傷外，尚有輕微高血糖及高血脂問題。

聽力損失分級參考標準：

聽力損失分級	聽力損失分貝數	語言交換的瞭解能力
不顯著	聽力損失小於 25 分貝者	輕聲交談沒有困擾
輕度	聽力損失介於 26-40 分貝者	輕聲交談困難
中度	聽力損失介於 41-55 分貝者	一般交談困難
顯著	聽力損失介於 56-70 分貝者	大聲交談常有困難
嚴重	聽力損失介於 71-90 分貝者	喊叫或放大聲音才能瞭解，需助聽器輔助
極嚴重	聽力損失大於 91 分貝者	耳聾，無法正常交談

虛擬案例之工作能力評估

面向	因應	評估
風險 （Risk）	工作禁止	1. 噪音作業 2. 異常氣壓作業（耳鼻喉科疾病） 3. 高架作業（聽力障礙） 4. 法規禁止之駕駛工作（見「相關法規簡介」所述）
體能 （Capacity）	工作限制	1. 個案工作內容並非駕駛員，無需參考道路交通安全規則對聽力的規範。 2. 個案工作內容有部分確認安全的動作需靠視覺與聽覺並用，建議應輔以其他警示設備，並請相關人員至作業現場訪視其工作路徑，確保職業場所之安全性。如聽力損傷可能增加工作風險，建議給予部分工作限制。 3. 個案主要工作內容無高架作業，但執行特殊安全作業如移除車輛行駛路徑中之異物時，有可能會使用到合梯等輔助器材，屆時應評估周遭安全狀態。
耐受性 （Tolerance）		1. 個案知道自身聽力受損情形，但除了事業單位提供之健康檢查外，鮮少主動追蹤聽力檢查，目前無使用助聽器，亦無使用個人之聽力防護具。 2. 訪談中個案不認為其聽力損傷有增加工作危害之事實，建議未來加強安全衛生教育訓練，並以書面安全規範為輔。
總結	個案工作內容無噪音作業、異常氣壓作業，亦無高架作業。建議事業單位針對各作業環境執行環境監測，再次確認是否無噪音作業。個案聽力損傷原因尚待釐清，但工作中宜避免暴露於噪音環境，並建議養成配戴個人防護具的習慣。另外，因個案負責站區安全，站區內的火警警示不能只有聲音提示，必要時配備無線振動提示裝置，如個案之聽力損失情形可能增加工作風險，建議給予部分工作限制。 依照上述分析，個案應可維持原工作內容，但建議事業單位在需由個案以聽覺判斷安全的環節，加裝會發出光線、振動等警訊設備，確保個案能夠正確判斷危害所在。	

聽力及前庭系統疾病復配工流程圖

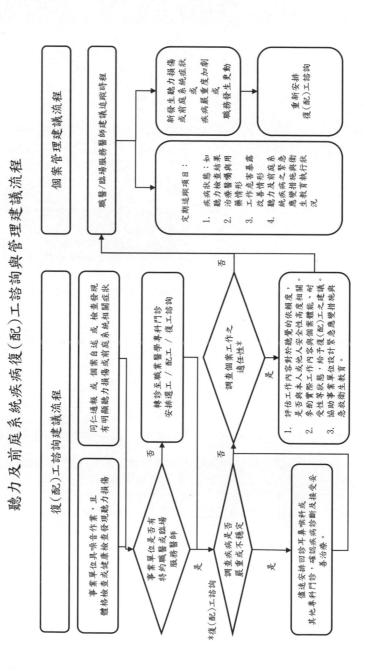

寫給雇主：聽力及前庭系統疾病復配工管理方法

1. 緊急事件處理流程：緊急事件發生時，個案會與站區內值班人員共同作業，而夜間單獨執勤時，以聲音加上光線方式提示危害。另外，事業單位的警示聲響較大，以個案目前的聽力狀態仍可清楚察覺警訊。

2. 教育訓練：個案定期接受公司的安全衛生教育訓練，並輔佐以書面安全規範。可能暴露噪音環境時，應養成使用個人防護具習慣。另建議個案主動知會共同作業同事其聽力損傷情形，必要時將倚重聽力的工作分配給其他工作人員。

3. 公司應追蹤管理的資料：定期追蹤聽力檢查，建議個案在事業單位提供的健康檢查之外，每年至少追蹤一次純音聽力檢查，並比對每年檢查報告的變化，確認是否與職業相關。

結語

　　聽覺機能障礙約占本國身心障礙人數的十分之一，但現實生活中，有許多正值工作年齡的勞工，聽損程度未達身心障礙標準，且因聽力檢查較為主觀，聽損者的工作權益容易被忽略。本章搜尋國內外文獻對於聽力損傷勞工的評估建議，並詳細整理國內與聽力相關法規，提出對聽力損傷患者之復配工建議，並以虛擬案例示範實務上的使用方法，期能為廣大聽損患者提升職場環境安全，並保障應有之工作權益。

給勞工朋友的小貼士

1. 聽力輔助裝置雖需適應期及使用上有其不便，但對於聽損勞

工的工作及生活品質都能有所幫助，建議依醫師醫囑配戴使用。

2. 如有聽力損失或平衡障礙情況，應主動向雇主、職安人員及同事提供相關資訊，除了能夠調整至適切的工作崗位，也能讓同仁在工作或緊急情況時幫助自己。

給醫護同仁的小貼士

1. 若職場工作內容高度倚賴聽力，或對勞工本人或他人具有安全性考量或高度危險性時，醫護同仁應主動注意是否有聽力損傷或前庭系統疾病的勞工，並給予適切之選工和配工。

2. 前庭系統疾病常受心理、壓力、睡眠狀態影響，針對有前庭系統疾病的勞工，建議須多加注意是否有異常事件及異常工作負荷。

案例回顧

虛擬案例配工後續追蹤簡述：個案維持原工作內容，事業單位施行安全教育訓練時予以考核，確認個案完全理解事業單位的安全規範。

相關法規簡介

1. 道路交通安全規則（節錄第 64 條）：汽車駕駛人除身心障礙者及年滿六十歲職業駕駛外，其體格檢查及體能測驗合格基準依下列規定……（三）聽力：能辨別音響。

說明：六十歲以下，非身心障礙者，僅規定駕駛人要能辨別音響。

2. 道路交通安全規則（節錄第 64-1 條）：年滿六十歲之駕駛人，
應每年至中央衛生主管機關評鑑合格醫院做體格檢查一次，
其合格基準除依第 64 條規定外，並經醫師判定符合下列合格
基準……無下列任一疾病……（四）患有癲癇、腦中風、眩
暈症、重症肌無力等身體障礙致不堪勝任工作。

說明：六十歲以上的駕駛人有眩暈症者，需由體格檢查醫師
判斷是否無法勝任駕駛工作。

3. 道路交通安全規則（節錄第 65 條）：聽覺功能障礙、聲音功
能或語言功能障礙應考人並得以手語代替。當汽車駕駛人之
體格與體能變化已不合於第 64 條及第 64-1 條規定合格基準
之一者，除依身心障礙者報考汽車駕駛執照的規定辦理外，
其考驗之規定如下：一、體格基準有下列情形之一者，得免
考驗，逕予核發新照……（二）聽覺功能障礙，其優耳聽力
損失在九十分貝以上。

說明：如聽力損傷是發生在取得駕駛執照後，需繳回駕駛執
照並依上述規定辦理，優耳聽力損失在九十分貝以上可直接
核發新照，但僅得報考機車駕駛執照及小型車駕駛執照。

4. 身心障礙者報考汽車及機車駕駛執照處理要點（節錄第 3、4
條）：三、聽覺機能障礙，經矯正後其優耳聽力損失在九十分
貝以上者，僅得報考機車駕駛執照及小型車駕駛執照。四、
聲音機能或語言機能障礙喪失，完全無法以聲音與人溝通（即
重度障礙）者，僅得報考機車駕駛執照及小型車駕駛執照。

說明：優耳聽力損失在九十分貝以內之身心障礙者，本國法
律未限制其考取大貨車、載客汽車之駕駛執照。

5. 遊艇與動力小船駕駛管理規則（節錄第 8 條）：營業用動力小

船駕駛體格檢查合格基準如下：……三、聽力：經矯正後其優耳聽力損失在九十分貝以下。

6. 遊艇與動力小船駕駛管理規則（節錄第 9 條）：遊艇駕駛、自用動力小船駕駛及助手之體格檢查合格基準如下：……三、聽力：經矯正後其優耳聽力損失在九十分貝以下。

7. 船員體格健康檢查及醫療機構指定辦法（節錄第 4 條）：電信人員之聽力，須在離開三十公分兩耳均能聽到碼錶秒時音。

說明：營業用動力小船、遊艇、自用動力小船之駕駛矯正後聽力不得高於九十分貝。擔任電信人員之船員對聽力要求較高。

參考文獻

衛生福利部統計處（2021）。身心障礙者人數按障礙成因及類別分，取自 https://dep.mohw.gov.tw/dos/cp-2976-61122-113.html

K Palmer, I Brown, J Hobson, Fitness for work: The Medical Aspects, 5th ed. Oxford University Press. 2013.

Gates GA, Murphy M, Rees TS, et al., Screening for handicapping hearing loss in the elderly. J Fam Pract 2003; 52: 56–62.

勞工健康保護規則 附表十二。修正日期民國 110 年 12 月 22 日。

道路交通安全規則。最近一次修正日期：民國 111 年 04 月 01 日。

身心障礙者報考汽車及機車駕駛執照處理要點。最近一次修正日期：民國 108 年 12 月 31 日。

遊艇與動力小船駕駛管理規則。最近一次修正日期：民國 109 年 11 月 23 日。

船員體格健康檢查及醫療機構指定辦法。最近一次修正日期：民國 109 年 04 月 22 日。

噪音性聽力損失之職業病認定。勞動部職業安全衛生署，勞動力健康報第十五期，2017 年 09 月發行。

8 視力及眼睛疾病

作者：黃慈雯、楊翰選、洪恩琪
編輯：陳羿蒽、詹毓哲

生活化案例分享

小謝為 47 歲男性，具身心障礙身分（輕度視覺功能障礙，註1），被診斷青光眼已多年，平時固定接受眼科醫師的追蹤與治療。小謝預定服務的工作場所為定點車站，該職務原工作內容包含作業如下：操作電腦設備銷售車票、月台剪票、行李搬運等各項顧客服務。廠護安排他於臨場健康服務時段進行選、配工評估。在與小謝的訪談當中，他自述目前仍有視力不佳、部分視野缺損等症狀，希望能從事對視力要求較低且傷害較低的工作內容，但同時也擔心因為自己的視力問題而受到職場歧視或不法侵害。

疾病簡述

視力不佳的可能症狀

視力受損、辨色力異常、視野缺損、雙眼視覺受損、凝視時眼睛不適、其他體感不適或疼痛等。

常見會影響視力之疾病

1. 外眼疾病：乾眼症、眼睛之過敏接觸性皮膚炎、感染性結膜

炎、感染性角膜炎、白內障、青光眼、高眼壓、斜視等。

2. 視網膜疾病：糖尿病視網膜病變、視網膜靜脈阻塞、視網膜動脈阻塞、視網膜剝離等。

可能包含視力及眼睛危害之作業

1. 駕駛作業：駕駛的過程涉及複雜且迅速的循環，駕駛人除需具備專業的駕駛技術，更需保持對車輛、外部環境隨機應變的能力。感官之中尤以視覺對環境應變能力最為關鍵，根據統計，辨色力異常、視野缺損之駕駛人會增加交通事故發生的風險。

2. 高溫作業：高溫會直接燒灼眼球表面造成傷害，遠紅外線所產生的熱傷害也會造成水晶體前囊的損傷，進而導致職業性白內障。

3. 游離輻射作業：游離輻射又稱電磁輻射，其能量較可見光、紅外線、一般紫外線等更強，包含 X 光、伽馬射線和極短波長紫外線等射線。在一些特定產業如醫療產業、機械製造或工業檢驗業、半導體或光學製造業等，勞工可能於工作中接觸到游離輻射之危害。眼睛暴露於游離輻射危害時，即使暴露於游離輻射的時間短，也可能會導致急性角結膜發炎潰爛、物理性燒灼傷等症狀。慢性暴露於游離輻射的延遲症狀則可能出現在暴露的幾天後到一年內。

4. 非游離輻射作業（雷射、紫外線、紅外線、微波）：常見的非游離輻射會對水晶體和後囊造成損傷，分別會造成白內障和放射性視網膜病變。微波也會導致水晶體以及視網膜的損傷。

5. 異常氣壓作業：異常氣壓作業可大致分為潛水作業、高壓室

內作業、高空飛行三大類，致病因素為高水壓、高氣壓、高
濃度氣體、體內空間體積的變化、溫度的極度變化、體力及
心理的挑戰。常見眼部疾病包含減壓症所造成之視力模糊、
複視、偏盲、失明、瞳孔放大等。長期暴露於高壓室內作業
亦可能導致視網膜功能退化。

6. 砷作業：砷暴露主要來自於環境、工業及電子業危害。急性
暴露於無機砷的微粒易導致結膜炎，產生發癢、流淚與灼熱
感等症狀。

7. 黃磷作業：急性磷中毒造成的眼部損傷包括異物感、過度流
淚、眼瞼痙攣、角膜缺損、角膜穿孔、眼內炎和眼瞼外翻。
接觸磷氧化物亦會引起眼睛刺激、畏光和流淚。

8. 高壓電擊：遭受高壓電擊後可能會導致白內障，導致水晶體
出現玫瑰花樣混濁、點狀混濁、全晶體混濁等，視實際暴露
狀況而定。

9. 金屬燻煙、化學性微粒、纖維、過敏原，以及刺激物：以上
暴露物皆會對角膜和結膜上皮造成損害，導致眼部疾病的發
生率增加，亦常見急性或慢性的眼部過敏反應，例如：眼瞼
過敏性接觸性皮膚炎、過敏性結膜炎等。大氣中的纖維和灰
塵也容易引起眼睛刺激，造成流淚的症狀。

視力及眼睛疾病相關工作能力評估：風險、體能、耐受性

風險

根據勞工健康保護規則附表十二（選配工時宜考量疾病之建議
表），視力相關疾病個案在復配工時應注意以下作業。

1. 汞及其無機化合物、有機汞之作業：視網膜病變之個案宜考

量相關作業。暴露汞會造成視力模糊、視野縮小、辨色力異常、失明等風險。

2. 重體力勞動作業：視網膜、玻璃體等疾病之個案宜考量。重體力勞動作業常伴隨高度危險性，視力不良者亦宜多加考量。

3. 二硫化碳之作業：視網膜病變之個案宜考量相關作業。二硫化碳暴露會造成視神經炎、視神經萎縮、視網膜病變等，需多加留意。

4. 精密作業：矯正後視力 0.8 以下或罹患其他嚴重之眼睛疾病宜考量相關作業。

5. 醇及酮作業：視網膜病變之個案宜考量相關作業。尤其甲醇在體內會代謝成甲酸（亦稱蟻酸），作用在視網膜時造成視神經乳突及視網膜水腫而導致視線模糊、視神經盤充血及失明。

6. 游離輻射及非游離輻射作業：如能以工程改善、個人防護具等預防措施，有效降低罹患眼睛疾病勞工之暴露風險時，在不影響作業安全的情況下，可考慮從事相關作業。

體能

除工作風險外，應根據個人體能狀況，考慮個案工作中是否有下列具風險性之作業，並給予適當的工作限制：

1. 高架作業：宜考量作業者視力不良之程度，以及因視力問題導致平衡不良等狀況，必要時予以工作限制，保障勞工與工作場所的安全。

2. 駕駛作業：

　　■ 一般駕駛人：需符合道路安全規則之體格檢查及體能測驗標準。

■ 視覺功能障礙者：需優眼視力裸視達 0.6 以上或矯正後達 0.8 以上。

■ 其他因特殊行業或職業須遵守之體格檢查、健康檢查基準：鐵路行車人員、遊艇及動力小船駕駛、航空人員等特殊行業，另有須遵循的體格、健康檢查基準，可參考本章末之相關法規簡介或其他法律資源。

從事駕駛作業之人員如未符合上述檢查基準（存在工作風險），應**禁止**從事駕駛作業；即使檢查結果符合檢查基準，視力、視野、平衡覺、環境應變能力等仍有可能在特殊情況下出現不良情形。這些會影響工作安全性或工作能力的狀況發生時（體能發生變化），應給予適當**工作限制**。

3. 駕駛其他高速移動載具之作業：同上，如體能或疾病變化會影響工作安全性、工作能力時，應適度給予限制。

4. 其他須靠視力操作或維持應變能力之作業：實務上，多數作業是以正常視力為基準來設計標準作業流程。如勞工因視力問題不適用於現有工作流程，且流程無法因個人因素調整，則建議給予適度的工作限制。

耐受性

1. 治療配合度：評估個案目前是否確實配戴眼鏡校正視力或是否正在接受眼藥水、口服藥物的治療，並調查醫囑建議之用藥頻率是否能與工作之休息時間相互搭配，以及目前之工作時數分配是否會影響個案返診評估。

2. 疾病自我認知：個案對於自身眼睛疾病之認知、治療方式之選擇、治療順從性以及返診追蹤的狀況。

3. 經濟與支持系統：個案視機能損傷到一定程度時，在執行職務、通勤交通、就醫需求等層面皆需要旁人提供協助，須評估家人、同事，是否能夠適時提供協助，且個案及協助者能長期保有正向情緒，以免衍生歧視或糾紛事件。

安排復配工所需資料／條件

1. 整體情況：蒐集個案過去病史及家族史，評估其生理狀況是否具有明顯個人差異。評估個案近期的疾病狀態，包含回診之檢驗結果、視力功能之回復、對日常生活功能之影響等。亦可詢問個案對於自身病情改善程度的感受，是否已可回復發病前的生活模式，並評估其心理及社會功能。

2. 完整處方用藥及使用方式：評估個案是否依醫囑配戴校正眼鏡，工作中的休息時間是否能與醫囑之點藥、服藥時間相互配合。

3. 工作內容：確認個案在工作中是否具足夠的護眼休息時間、工作場所是否提供護眼配備、工作場所是否具可能加重個案眼睛不適症狀之因素監測。詳細詢問並記錄個案的工作型態及相關防護措施，以評估是否需做工作時數、工作環境的調整與改善。

工作建議及注意事項

　　醫療資源及緊急應變措施建議：請事業單位維護鄰近有能力提供眼科疾病治療之醫療院所名單，必包含**眼科急診、慢性追蹤門診**。

　　職場的視力危害處理建議：

1. 依法規設置緊急沖眼設備。

2. 設計緊急處置流程：如發生眼睛受傷情形，在轉送過程中可使用暫時性眼罩（Cartella shield）保護眼睛，並確保其固定良好。

3. 其他雇主或勞工個人可使用之保護措施，包含配戴鏡片、使用合適的個人防護具。有金屬燻煙、化學性噴濺之高度危害場所建議可設置緊急沖眼設備。

虛擬案例解析：視力及眼睛疾病（青光眼）之配工

虛擬案例之勞工基本資料

年齡	47
性別	男
事業單位	運輸及倉儲業——陸上運輸業
事業分類	300 人以上之第一類事業單位
工作狀態	常日班，每週工作 5 天，每日工作 8 小時
輪班／加班	不需輪班且少有加班情形
工作描述（預計）	部分時間於月台剪票，部分於總務單位進行點鈔工作，剩餘時間幫忙顧客服務或一般庶務工作。

虛擬案例之內容描述

個案為 47 歲男性，具身心障礙身分（輕度視覺功能障礙，註1），被診斷青光眼已多年，固定接受眼科醫師的追蹤與治療。自述症狀有視力不佳、部分視野缺損等問題。個案預定服務的工作場所為定點車站，包含作業內容如操作電腦設備銷售車票、月台剪票、行李搬運等各項顧客服務。廠護安排個案於臨場健康服務時段進行選、配工評估。個案希望能從事對視力要求較低且傷害較低之工作內容，也不

希望再於工作中搬運行李，但同時也擔心自己會因為視力問題而受到職場歧視或不法侵害。

虛擬案例之工作能力評估

面向	因應	評估
風險 （Risk）	工作禁止	1. 精密作業。 2. 重體力勞動作業。
體能 （Capacity）	工作限制	1. 高架作業：考量個案因青光眼造成的視力不佳、視野缺損症狀，從事高架作業應給予適當限制；若仍有高架作業之需求，則須於足夠安全防護下進行。 2. 獨自作業：考量個案視野缺損症狀，於具安全疑慮之工作場域時應限制獨自作業，作業時需調配合作夥伴，隨時留意個案狀況。
耐受性 （Tolerance）		1. 確認個案對於青光眼的認知，如熬夜、負重、在光線不足的環境下用眼、過勞等，都會增加疾病的嚴重度。 2. 瞭解個案的治療配合度，確認其是否依照醫囑規律點藥、返診追蹤。
總結		個案被診斷青光眼多年，青光眼是一種因長期眼壓過高、壓迫視神經而造成的視力疾病，在治療上亦需注意眼壓控制。個案工作內容並無精密作業、重體力作業或高架作業；工作狀態亦為常日班、不需熬夜工作，對眼壓所造成之影響程度較輕微。個案因青光眼仍有視力不佳、視野缺損的症狀，工作單位須於個案操作電腦設備時提供充足的光源及與電子產品之適當距離，也應予以個案固定的休息時間。

視力及眼睛疾病復配工流程圖

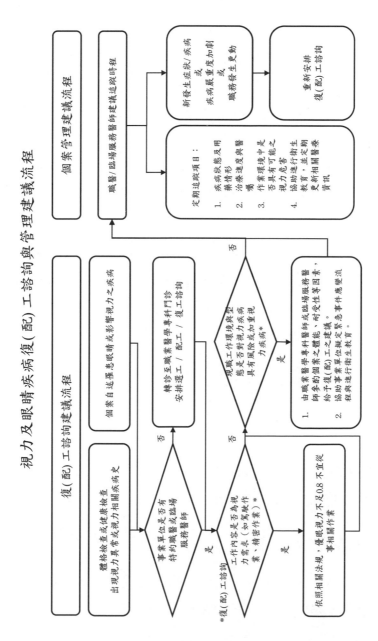

視力及眼睛疾病復（配）工諮詢與管理建議流程

寫給雇主：視力及眼睛疾病復配工管理方法

1. 視力問題應儘早發現並就醫，就算是小問題亦不可輕忽。建議雇主提供員工定期的健康檢查，若遇視力檢查異常之個案需確實至醫療院所追查原因、治療並追蹤。

2. 工作場所需提供適切的防護措施，建議有金屬燻煙、化學性噴濺之危害之工作場所需設置緊急沖眼設備並設計緊急處置流程。

3. 確認復工個案於工作中是否確實配戴校正眼鏡，或是否具足夠的護眼休息時間以配合醫囑之處方藥物使用。

4. 確認復工個案的工作場所中，是否有可能加重個案眼睛不適症狀的因素，如調查溫度、濕度、工作檯面之明亮度（照度）、空調設備、氣壓變化、暴露物質濃度是否符合法規標準等，內容可參照「勞工特殊健康檢查健康管理分級建議指引」，並建議依照上述指引進行分級管理。

結語

　　視力疾病涵蓋的範圍極為廣泛，依職業的不同對於工作內容影響程度也不一。除法規明確列舉之作業外，大部分工作可於適當保護下執行。本章整理了國內相關法規，提出針對眼睛及視力疾病個案的復配工建議，期許能在評估個案時有所依據，並營造友善的職場環境。

給勞工朋友的小貼士

1. 在日常生活中就要注意自己的視力健康，避免經常使用電子產品、過度用眼，並定期配合做視力檢查。

2. 每次的視力檢查請詳加閱讀並逐年保存、比對，務必確實瞭解自身的視力狀況。一旦出現視力問題絕不可輕忽，請立即至醫療院所追查影響視力的原因並知會上級主管。一己的視力問題亦有可能在職務上影響到他人的生命安全，切勿逞強。

3. 工作以外的下班時間也要好好落實雙眼保護，防止額外的眼力損傷。

給醫護同仁的小貼士

1. 評估個案之定期員工健康檢查報告的過程中，視力檢查項目尤其容易被忽略，需審慎把關。

2. 需留意視力相關疾病的個案是否從事高風險作業，若有疑慮者建議轉介職業醫學專科進行評估。

3. 公司應追蹤管理之資料：定期追蹤個案之視力疾病狀態與治療狀況。

案例回顧

　　職業醫學專科醫師建議：小謝的工作內容在配工評估後調整為月台剪票與點鈔，並因視力障礙，建議限制連續作業時間不得超過兩小時，並定期給予適當休息時間。工作單位須於小謝操作電腦設備時提供充足的光源，並提醒小謝應多加注意眼睛疲勞的相關症狀。同時，醫師亦提醒小謝應遵從醫囑規律治療，並定期回診眼科評估視力及青光眼的相關症狀。醫師也建議小謝要養成規律運動、良好的睡眠習慣，避免經常使用電子產品，並時常保持愉快情緒。經過此次配工後，三個月後訪視確認小謝能夠勝任目前工作。

相關法規簡介

1. 依據道路安全規則之規範，一般汽車駕駛人需符合以下幾點：

   ■ 視力：兩眼裸視力達 0.6 以上，且每眼各達 0.5 以上，或矯正後兩眼視力達 0.8 以上，且每眼各達 0.6 以上。

   ■ 辨色力：能辨別紅、黃、綠色。

   ■ 體能測驗：視野左右兩眼各達 150 度以上。但年滿 60 歲之駕駛人，視野應各達 120 度以上。夜視無夜盲症。

2. 身心障礙者報考汽、機車駕照要點：視覺功能障礙，其優眼視力裸視達 0.6 以上或矯正後達 0.8 以上者，僅得報考輕型或普通重型機車駕駛執照為限；其視野達 150 度以上，並得報考小型車普通駕駛執照。職業小型車及大型車為禁考項目。

3. 鐵路行車人員技能體格檢查規則第 4 條：鐵路行車人員體格檢查項目及合格基準如下：

   ■ 聽力：不用助聽器收聽五百、一千及兩千赫頻率之信號時，任一耳聽力平均在四十分貝以下。

   ■ 視力：兩眼辨色力正常、無斜視，且兩眼矯正視力均在 0.8 以上。但駕駛人員兩眼矯正視力均在 1.0 以上。

   ■ 無下列情形之一者：（一）慢性酒精中毒。（二）施用毒品。（三）藥物成癮。（四）發育不全或骨骼肌肉畸型，足以妨礙工作。（五）法定傳染病患。但經醫師臨床診斷，確認無影響行車安全者，不在此限。（六）心理精神異常、語言、知覺、運動或智能等機能障礙或癲癇症等發作性神經系疾病。（七）肌腱異常及骨膜關節等慢性疾病患。（八）

平衡機能顯著障礙。（九）患有高血壓或心血管疾病，經臨床診斷不能勝任緊急事故應變。（十）患有其他足以妨礙工作之疾病。

4. 遊艇與動力小船駕駛管理規則：一、視力：在距離五公尺，以萬國視力表測驗，裸眼或矯正視力兩眼均達 0.5 以上。二、辨色力：能辨別紅、綠、藍三原色。

5. 航空人員體格檢查標準第 20 條：一、兩眼及其附屬器官之功能應正常。不得有可能妨礙其正常功能之急性或慢性之活動性病情，以致危及飛航安全或安全執行職務。二、左右兩眼視野應正常。三、左右兩眼眼肌平衡功能應正常。

6. 精密作業勞工視機能保護設施標準：精密作業每兩小時建議休息十五分鐘。另凝視電腦螢幕之作業，亦建議每日不連續超過五小時，以免增加視覺疲勞、乾眼症狀等風險。

參考文獻

身心障礙者鑑定作業辦法。附表二甲：身心障礙類別、鑑定向度、程度分級與基準。修正日期：民國 110 年 12 月 01 日。

道路交通安全規則第 64 條。修正日期：民國 111 年 04 月 01 日。

身心障礙者報考汽車及機車駕駛執照處理要點。修正日期：民國 108 年 12 月 31 日。

鐵路行車人員技能體格檢查規則。修正日期：民國 109 年 02 月 04 日。

DVLA. At a glance guide to the current medical standards of fitness to drive. Swansea: DVLA, 2012. 資料來源：http://www.dft.gov.uk/dvla/medical/ataglance.asp

異常氣壓（含潛水夫病）作業引起之職業疾病認定參考指引。

職業性砷中毒認定參考指引。

職業暴露磷及其化合物引起之中毒認定參考指引。

職業性白內障認定參考指引。

職業暴露甲醇、丁醇、異丙醇、環己醇、甲基環己醇引起之中毒認定參考指引（10905 修正）

職業性汞中毒認定參考指引

二硫化碳之職業病認定參考指引

31 種勞工特殊健檢健康管理分級建議指引

遊艇與動力小船駕駛管理規則。修正日期：民國 109 年 11 月 23 日。

航空人員體格檢查標準。修正日期：民國 110 年 11 月 11 日。

Micromedex

註 1：視覺功能身心障礙鑑定級別（身心障礙者鑑定作業辦法附表二甲，參考網址 https://law.moj.gov.tw/LawClass/LawAll.aspx?pcode=L0020020

障礙程度	基準
0	未達下列基準。
1（輕度）	1. 矯正後兩眼視力均看不到 0.3，或矯正後優眼視力為 0.3，另眼視力小於 0.1（不含）時，或矯正後優眼視力 0.4，另眼視力小於 0.05（不含）者。 2. 兩眼視野各為 20 度以內者。 3. 優眼自動視野計中心 30 度程式檢查，平均缺損大於 10dB（不含）者。
2（中度）	1. 矯正後兩眼視力均看不到 0.1 時，或矯正後優眼視力為 0.1，另眼視力小於 0.05（不含）者。 2. 優眼自動視野計中心 30 度程式檢查，平均缺損大於 15dB（不含）者。
3（重度）	1. 矯正後兩眼視力均看不到 0.01（或矯正後小於 50 公分辨指數）者。 2. 優眼自動視野計中心 30 度程式檢查，平均缺損大於 20dB（不含）者。

9 皮膚疾病

作者：林盈宏、林家仔
編輯：楊翰選

生活化案例分享

汪小囧今年 35 歲，大學時期被診斷罹患乾癬，長期在皮膚科使用局部藥物治療，自兩年前開始在賣場工作，工作會需要協助進貨、搬貨、收銀，以及處理生鮮食材等，不知什麼緣故，小囧最近皮膚症狀越來越嚴重，主管擔心他的疾病會影響到食品衛生和顧客觀感，正考慮是否能夠調整他的工作，因此找了廠護來討論這件事。小囧會因此被調離工作嗎？

疾病簡述

皮膚為身體對抗環境威脅的重要屏障，潛在的威脅包含像化學物質及溶劑、生物性（細菌、植物過敏原、生食）、紫外線照射、外傷，當超過皮膚可承受範圍時，可能造成傷口、發炎、潰瘍、感染，甚至惡性變化。

英國統計職業性皮膚疾病約占所有職業病的 2.9%，約有 18.3% 的病患取得請假證明，平均請假日長約 3.6 天。臺灣本地數據，職業性皮膚病中占絕大多數的為接觸性皮膚炎，主要可分為兩大類，分別為刺激性（58.5%）及過敏性皮膚炎（41.5%）。治療建議需減少環境

的刺激物質暴露，並使用局部類固醇、口服抗組織胺與保濕乳液等來緩解控制症狀。

以下簡述兩種皮膚炎：

■ 刺激性皮膚炎：與個人體質較無關，從事同樣作業的勞工均有可能產生症狀。

■ 過敏性皮膚炎：少數勞工對於工作接觸物質的特定成分有過敏情形。

皮膚炎的主要致病因子為化學性，從職業類別來看，最常罹患皮膚炎的職業為醫療人員、農藝工作者、美容美髮行業、汽修、金屬加工與化學相關產業、廚師等，即使一般行業仍可能因環境過於悶熱、寒冷、潮濕或乾燥造成相關傷害，最常被回報引起皮膚炎的狀況為工作潮濕環境、接觸肥皂等清潔劑與乳膠成分的物品等。

皮膚疾病相關工作能力評估：風險、體能、耐受性

絕大部分皮膚疾病的復原與復工並不會太困難，只要能夠確保員工工作中能遠離引起接觸性皮膚炎的物質，並接受適當的治療、衛教與追蹤及環境調整。常見職業性皮膚炎大部分並不會造成失能或需要休養，不須等到皮膚狀況完全康復即可以回到工作崗位上，但在復工或配工評估之前，仍有一些需要注意的事項，本章節同樣以風險、體能、耐受性的架構來深入探討。

風險

不同皮膚疾病的工作風險程度不盡相同，因此以下針對各類皮膚疾病分別評估。

1. 濕疹

A. 異位性體質：有異位性體質的人較常人更容易在工作中發生刺激性皮膚炎。

- 異位性體質的勞工對於乳膠類製品如手套，會有較高的機會發生蕁麻疹、氣喘等過敏反應，所以針對這類疾患，職場可依勞工需求提供其他成分的替代品項。

- 若從小即有嚴重的異位性體質表現，且手部常發作皮膚炎，則不建議從事以下行業以免加重病情，如美容美髮、清潔人員、機械工程業（接觸金屬及化學物質）、醫療工作者（酒精消毒造成刺激）、餐飲、建築、農業園藝類及過於高溫、低溫或乾燥的工作環境。

- 異位性體質的個案比常人更易發生皮膚的病菌感染，即使沒有顯著病灶，仍可能因皮膚脫屑等症狀而影響工作，例如感染負責照顧的病患、食物中毒，或是污染藥物製程等。因此，皮膚疾病嚴重的個案較不適合從事上述相關行業，工作中亦需做好相關感控措施。

B. 脂漏性皮膚炎：目前醫學仍未完全掌握脂漏性皮膚炎的發生機轉，但已知加重因子為高溫環境或接觸到化學刺激物質。與濕疹不同的是，手部通常不會影響且治療反應佳，如能控制好潛在傳染性疾病及感染的風險，不需特別禁止個案從事工作，但仍需注意脫落皮屑造成的衛生問題及外在觀感。

C. 鬱血性皮膚炎：可能因下肢循環不良等靜脈曲張回流受阻有關，會因久站而加劇，建議可穿戴對腿部加壓的防護具（如彈性襪等）及鼓勵多走動，避免久站久坐，並利用休息時間將患部抬高，促進靜脈循環。

D. 錢幣狀濕疹：可能與氣候環境、個人體質或接觸到油脂有

關，大多為長期慢性狀況，對於工作的影響較少且可透過治療改善，也不太會因為工作而加重。

E. 缺脂性濕疹：大多發生在下肢，多因皮膚過於乾燥導致，通常在濕度太低的工作環境（空調、汽修業）、過度洗澡或清潔身體都是可能發生的原因，透過避免上述幾項因素，較能達到預防及加速復原的效果。

2. 其他非癌類皮膚疾病

A. 慢性蕁麻疹：有可能會被氣溫（高溫居多）及情緒壓力所誘發，大部分的蕁麻疹可透過抗組織胺等藥物治療控制，如果晚上要使用有鎮靜效果的抗組織胺，建議選擇作用時間較短的品項，避免影響日間工作，若工作內容需要高度集中（像是操作機器或駕駛），則應盡量避免使用這類藥物。另外，如果員工對乳膠過敏，則應提供員工無乳膠的相關工作用具，例如使用合成橡膠手套代替乳膠手套。

B. 光敏感性皮膚疾病或白斑：不建議從事戶外類型的工作，即使有雲層遮蓋陽光，仍有 80% 的紫外線會穿透，若仍需戶外工作，則建議著足夠的衣物保護皮膚及塗抹防曬乳液，尤其是日正當中的時候（早上 10 點到下午 2 點），更須注意是否已妥善防曬。並注意某些藥物可能會增加光敏感性皮膚疾病的嚴重度。

C. 痤瘡（青春痘）：大部分青春痘雖然治療效果緩慢，但通常都能有效緩解，不會影響工作。如果是較嚴重的全身結節囊腫性痤瘡，則應避免於高溫潮濕或充滿蒸氣的環境工作，以免疾病惡化。

D. 病毒疣：多好發於手部且大部分會隨著時間逐漸消退，可透過冷凍療法等方式治療，主要是美觀問題，不太會影響健康，也不易造成免疫健全的同事被感染，但若是從事食物處

理（擔心肉品或生鮮食品遭病毒感染）、病患照護或時常接觸民眾的工作就須積極處理。其他像是救生員、潛水員，或是共用衛浴的工作並無須特別禁止。

E. 黴菌感染：常見在潮濕溫熱的身體部位（如腳趾間或鼠蹊部），可能因共用衛浴或穿著不透氣的鞋子而產生，但不應將被感染的勞工排除在工作之外，而是須盡早尋求治療。像是足癬（香港腳）可透過適當的足部穿著、保持乾燥通風、用棉花分隔感染腳趾、抗黴菌藥膏等方式治療。

F. 人畜共通傳染病：如貓狗皮癬菌症、犬疥癬蟲症等，因為不會造成人與人的傳染，無須對感染者給予工作禁止。

G. 細菌感染：有傳染的可能性，常見像是由金黃色葡萄球菌造成的皮膚膿皰（Impetigo）或癰（Carbuncle），通常治療兩天後能夠大幅降低傳染機率，但若擔心傳染可以暫時停止工作。因葡萄球菌可能造成食物中毒，若是須料理食物的員工必須隔離至症狀完全改善為止。

H. 手汗症：雖然沒有傳染疑慮，卻可能導致工業物質腐蝕，或是當工作上需頻繁握手會造成相當的困擾，常見的治療方式包含藥物及交感神經切斷手術。

I. 乾癬：

■ 大部分症狀輕微，良好的配合治療下多能控制，但也可能因為職場上的物理性或化學性創傷而誘發病情加重，醫學上稱為寇勃納現象（Köebner phenomenon），嚴重時甚至會影響至全身體表。

■ 雖然好發於青少年早期及 20 多歲的年輕人，但也有可能從任何年紀開始發作，故求職前沒有乾癬的過去病史，並不

能保證未來不會發作。

■ 誘發因素：

(a) 皮膚重複、過度摩擦：如收銀員、打字員、樂器表演者、銀行行員等。

(b) 頻繁接觸化學溶劑（如三氯乙烯等）或清潔用品：導致皮膚脫脂乾裂造成病情惡化。

(c) 工作壓力過大、高氣壓、低溫、低濕度的工作。

(d) 不良的個人生活習慣如抽菸及飲酒、體重過重，使用其他疾病的藥物亦可能造成疾病發作。

■ 乾癬可能造成員工無法穿著保護鞋、從事複雜的手動操作及建築業等，且可能因為外觀影響造成情緒及社交問題。併發關節炎時可能造成疼痛與行動上的困難，建議避免負重工作以免加重關節負擔。

J. 禿頭或掉髮：掉髮本身並不會影響工作能力，但需注意發生的原因是不是可治療的疾病，像是內分泌疾病、藥物引起或鐵質缺乏，如果職場環境或勞工很在意外觀，透過佩戴假髮可以幫助回到職場。

K. 色素沉著症或白斑症：主要的問題也是影響外觀，如會影響工作情緒，可透過醫療美容介入來協助勞工重建信心。

3. 皮膚癌

大部分的皮膚癌症與過度曝曬紫外線有關，如基底細胞瘤、扁平細胞瘤、惡性黑色素瘤。其他致癌原因有放射線（X 光）、砷暴露、焦油產品、工業灼傷等。高風險職業如長時間在陽光下的戶外工作、空勤機組員、焊接工人，或是其他可能暴露在紫外光風險的工作如半導體產業、醫療產業、光學產業等。外科手術切除是原發性皮膚癌最

有效的治療方式，通常接受手術後，傷口復原即可回復正常工作。

　　依據臺灣勞工健康保護規則，宜考量皮膚疾病勞工之作業如下表：

選配工時宜考量皮膚疾病之作業

廣泛性皮膚疾病	高溫作業
寒冷性蕁麻疹	低溫作業
接觸性皮膚疾病	四烷基鉛作業、三氯乙烯、四氯乙烯作業、二甲基甲醯胺作業、正己烷作業、3,3- 二氯聯苯胺 及其鹽類之作業、聯苯胺及其鹽類 與 β 萘胺及其鹽類之作業、鈹及其化合物作業、氯乙烯作業、汞及其無機化合物、有機汞之作業、苯及苯之衍生物之作業、二硫化碳之作業、脂肪族鹵化碳氫化合物之作業、氯氣、氟化氫、硝酸、硫酸、鹽酸及二氧化硫等刺激性氣體之作業、鉻酸及其鹽類、重鉻酸及其鹽類之作業、砷及其化合物之作業、硝基乙二醇之作業、五氯化酚及其鈉鹽之作業、錳及其化合物之作業、苯之硝基醯胺之作業、磷及磷化合物之作業、有機磷之作業、非有機磷農藥之作業、聯吡啶或巴拉刈作業、鎳及其化合物之作業。
皮膚角化、黑斑或疑似皮膚癌病變等	聯吡啶或巴拉刈作業

體能

　　皮膚疾病的復配工較少體能方面的問題，如果是有大範圍面積皮膚病灶的個案，不適合在某些對於皮膚有害的產業工作，像是核能相關產業、汙水或廢棄物處理產業都有可能降低皮膚的防護能力，造成更高細菌感染的機會。另外有些具有職業安全考量的工作，像是醫療工作人員、供膳人員，或製藥公司的人員也不適合。另外，皮膚有大範圍的損傷，可能會因關節活動度改變，在需要四肢活動的工作上會比較不適合。

　　實際上皮膚病灶面積對工作適任性的影響程度，需依賴醫師的診

斷而定，建議於復工或配工面談時仔細評估。

耐受性

　　除了少數會傳染的風險之外，皮膚疾病另外一個重點是牽涉到觀感與隱私問題，在評估皮膚疾病個案復配工時，須考慮個案的主觀想法，包含個案本身對於本身疾病的瞭解、是否願意透露個人醫療資訊、對於治療的配合程度、感染控制措施的配合程度、調整後的新工作是否對個案造成更大壓力，以及待遇是否符合期待等，雖然並非醫療專業的評估，但仍是復配工的重要考量。

　　附帶一提，若是外觀上有顯著受損的員工，彈性的工作調度如居家工作，也可以讓員工維持健康的身心狀態及避免被排擠與汙名化。

復工時間

　　如前文所述，皮膚疾病很少需要暫時離開工作崗位，但仍有少數疾病需要治療及休養的時間。參考 *MDGuidelines*，此處以乾癬（俗稱牛皮癬）為例，建議的合理休養天數如下表所示，中度負荷以下的工作建議休養天數多在一週之內。

乾癬	一般合理休養天數		
工作類別	最少	最適	最多
靜態工作	1	2	5
輕度工作	1	2	7
中度工作	1	2	10
重度工作	1	2	14
極重度工作	1	2	21

安排復配工所需資料／條件

1. 整體情況：過去皮膚病疾病史、職業史、藥物史，疾病控制情形、個人生活習慣（如菸酒檳習慣等）、體重、個人與工作過負荷量表等。若有就診病歷或過去醫療檢測相關報告（如貼片試驗、針刺測試、血液過敏原測試），可協助臨場醫師做更詳細之評估。

2. 完整處方及治療方式：目前治療的藥物及使用方式、治療期程、就診的頻率及場所，以及其他治療需求或醫囑等。

3. 工作內容：工作型態、輪班狀況、工作年資、相同工作崗位的同事是否有類似症狀、工作場所之溫度、濕度，以及可能接觸之化學物質及防護配備等。

工作建議及注意事項

僱用前注意事項

當工作環境有職業性皮膚炎的高風險時，求職者應被告知相關風險，及被教育環境中可能對皮膚刺激有害的物質，除此之外，應該要教育其瞭解相關皮膚疾病的表徵並建立通報管道，讓勞工有需要時能夠順利接受治療。若勞工過去有相關皮膚疾病，也應定期追蹤治療並告知雇主。

職場環境調整及個人防護建議

1. 建立良善的企業文化：提供員工關於環境對皮膚刺激有害物質及疾病表徵等相關教育，鼓勵自我檢查皮膚及回報異常，雇主不應因員工有慢性皮膚炎或外貌缺損而有歧視或差別待遇。

2. 工程控制

- 化學刺激性物質：落實作業相關的皮膚照護管理規定，及設置適當的抽風設備、維持整潔的環境衛生、緊急沖洗清潔設備等。

- 紫外線防護：使用選擇性替代照明、紫外線過濾裝置等。

3. 行政管理

- 明確訂定工作時間、避免在陽光照射量最大時出勤，提供充足休息時間、避免長時間站立或過度負重、居家工作、減少工作壓力等。

- 溫度刺激：調整工作環境適宜溫度及搭配合適工作服、使用獨立空調、氣溫過高或過低時在家工作等。

- 疼痛控制：彈性計畫與休假、居家工作、適當休息時間、減少重勞動工作、定期關心員工狀況（電話或會議）。

4. 個人防護

- 提供勞工個人安全防護具，完備的防護具如手套、袖套或工作服等，需定期清洗消毒。

- 定期追蹤並規律控制原有的皮膚疾病，疾病症狀不穩定者，建議定期回門診追蹤，並每年至少安排一次臨場醫師健康諮詢。

- 提升員工的個人衛生（更換制服及洗手的頻率），並可使用保濕產品，預防皮膚過度脫脂，或添加於消毒酒精中，也可以降低皮膚乾裂及感染的風險。隔離霜雖然也有幫助，但內含物質也可能引起皮膚的過敏反應。若有鬱血性皮膚炎，於工作中提高腿部或使用彈性襪也有助於狀況改善。

虛擬案例解析：乾癬個案之配工

虛擬案例之勞工基本資料

年齡	35
性別	男
事業單位	零售業
事業分類	300 人以上，第二類事業單位
工作狀態	固定白班
輪班／加班	不需輪班，未提及加班狀況
工作描述	工作內容為補貨、處理生鮮食材、收銀，需要和顧客面對面互動。

虛擬案例之內容描述

　　35 歲男性，在連鎖超市固定工作已兩年，個案罹患乾癬並長期在皮膚科使用局部藥物治療，最近皮膚病灶越發惡化。個案平日為白班，工作內容為收銀、生鮮處理、補貨各占 1/3。店長想知道個案的疾病狀況是否不適合經手食材、收銀、生鮮、補貨等業務，因此請廠護安排臨場健康服務面談，希望諮詢醫師個案工作是否需要調整。

虛擬案例之工作能力評估

　　本案例為評估罹患乾癬勞工的配工案例，需先詳細瞭解疾病面，包含過去乾癬控制的情形、復發的次數與誘因、平時使用的治療藥物及可能誘發藥物（血壓藥如 β-blocker、情緒控制藥物如鋰鹽、抗瘧疾藥物、類固醇藥物等），工作面如作業環境、作業性質、每日工時、輪班需求、加班時數、過負荷量表等，以及個人面，包含三高等疾病、心血管疾病、體重控制、喝酒抽菸等個人習慣，其他生活壓力

等情形，再依風險、體能、及耐受性三個面向進行評估。

面向	因應	評估
風險 （Risk）	工作禁止	低溫低濕度作業：可能誘發乾癬發作，若有需長期處於冷藏冷凍環境，應禁止。
體能 （Capacity）	工作限制	1. 補貨作業：因負重作業可能加重乾癬性關節炎的症狀，建議提供省力機具（如推車）協助搬運，並限制其搬運重物之重量，以免造成關節負擔增加。 2. 處理生鮮食材作業：如未完整保護病灶，而造成皮膚脫屑落在食材上，會有衛生的顧慮，但經適當保護後即可正常工作。如無法提供適當防護，建議暫時限制處理食材之工作。 3. 收銀作業：頻繁摩擦的手部勞動可能造成乾癬發作或惡化，建議現場觀察個案收銀動作是否容易摩擦患部，如無法避免則建議調整工作。 4. 原則上個案不需暫停工作，如併發乾癬性關節炎造成疼痛及行動上困難，再評估建議休養天數。
耐受性 （Tolerance）	承受特定工作活動之能力，與症狀及報償有關	個案固定就診皮膚科且規律接受治療中，醫療順從性可，且無其他疾病史，個案希望維持原來工作，且願意配合使用個人防護具等保護措施。
總結		個案應盡速至皮膚科門診就醫評估惡化情形及藥物使用狀況將病情控制穩定，並積極進行健康管理，控制風險因子（抽菸喝酒、體重、作息、壓力調節、三高等疾病）。 依據 Fitness for work 之建議，只要搭配合理的配工，一般的乾癬發作並不造成失能問題。針對此個案，可先評估個案的工作壓力是否超過負荷、工時是否合宜，並避免低濕低溫的倉儲作業（可能誘發疾病惡化），之後再持續做評估。若有併發乾癬性關節炎，則可視需要給予請假休養，並評估個案是否能勝任補貨重量及頻率。 根據 MDGuidelines 的建議，乾癬症狀只要在適當治療下，一般不需要休假，個案的作業屬於輕至中度負荷的作業，疾病較嚴重或併發乾癬性關節炎的狀況下，可給予最少 1 天，最多 7 至 10 天的時間休養，並在須赴醫院接受進一步如照光治療時准予請假，同時根據發作部位給予適合的配工，但乾癬並非傳染性疾病，並不需要隔離等相關措施。

皮膚疾病復配工流程圖

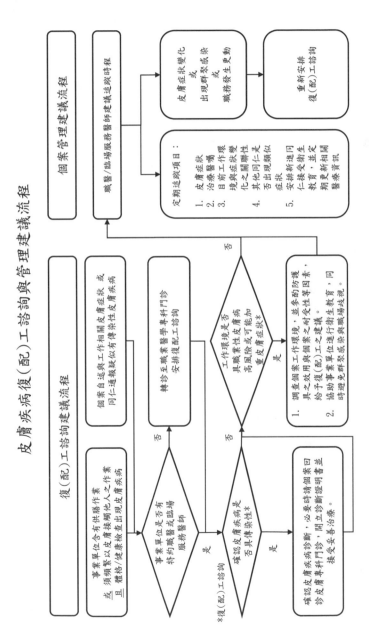

寫給雇主：皮膚疾病復配工管理方法

1. 建立溝通管道：皮膚疾病少有緊急狀況，但容易影響個人觀感與牽扯疾病隱私，除了開放勞工諮詢臨場服務的時段以外，事業單位內部應建立能妥善保障勞工隱私的溝通管道，避免勞工擔心皮膚疾病訊息會傳出去，而不願意和主管討論。建議與廠護共同討論如何建立溝通管道。

2. 教育訓練：如事業單位有職業性皮膚疾病高風險，應定期對員工做教育訓練。另外如單位內有嚴重皮膚疾病的個案，應教育同仁正確的皮膚疾病知識，避免發生職場歧視或霸凌現象。

3. 公司應追蹤管理之資料：適當管理事業單位內的化學品，應定期更新物質資料表並放置於明顯處，讓勞工可以自由查閱。如有嚴重皮膚疾病的個案，應釐清其皮膚症狀與工作之適任性，並主動調查與職業之間的關聯性，避免影響多位勞工。

結語

大多數職場的皮膚狀況並非傳染性的，勞工是否因病情而需更換或調整工作，應由皮膚科或職業醫學科醫師經由醫學證據判定並給予建議。選配工及復工對於皮膚病的員工是很重要的，只要經過合理的工作調整與治療，仍能於職場發揮所長而非被迫失去工作，唯評估過程應避免造成職場歧視，反而加重勞工的心理壓力。

給勞工朋友的小貼士

1. 出現皮膚異常症狀時，建議應儘速接受醫師診斷，並確認工作與居家環境是否含有加重因子，才不致於惡化為難以治療

痊癒的嚴重疾病。

2. 皮膚疾病大多不具有傳染性，在不清楚的情況下不應投以異
樣眼光。

3. 餐飲業（包含處理生鮮食材）、醫療業、以及長期照護業，都
應禁止具高度傳染性皮膚疾病者工作，出現疑似症狀應主動
通報並立即停止工作。

4. 皮膚症狀可能是反映其他器官的疾病，不應聽信坊間傳言自
行治療，以免錯過最佳治療時機。

給醫護同仁的小貼士

1. 除非具傳染性，罹患皮膚疾病常屬於個人隱私問題，在確認
診斷之前不應暴露疾病相關資訊，以免造成職場歧視或霸凌
事件。

2. 在禁止傳染性皮膚疾病者工作的行業內安排體格或健康檢查
時，應確實執行身體檢查，避免因個案隱瞞而造成群聚感染。

3. 皮膚疾病較少體能方面的問題，且除外觀以外，症狀描述都相
對主觀，在評估配工或復工時，必須尊重個案關於耐受性的回
應。

4. 在評估個人耐受性時，能否配合使用適當防護具，以及感染
控制措施的遵從程度，是須考慮的兩大重點。

案例回顧

汪小囧在與醫師面談後，發現生鮮食材作業有部分時間需要進出
低溫倉儲，有可能會加重疾病的症狀，因此公司協調這部分的作業盡
量交由同仁幫忙，其餘補貨、收銀等作業，在正確使用防護具保護病

灶的情況下，汪小囧可以正常工作。同時建議汪小囧除了規律接受乾癬的治療以外，回診時也要請醫師評估是否有其他內外科疾病或心理壓力，當多重加重因素都得到良好控制，疾病才能夠快速改善。

相關法規簡介

職業安全衛生設施規則

■ 第 288 條：雇主對於勞工在作業中使用之物質，有因接觸而傷害皮膚、感染，或經由皮膚滲透吸收而發生中毒等之虞時，應置備不浸透性防護衣、防護手套、防護靴、防護鞋等適當防護具，或提供必要之塗敷用防護膏，並使勞工使用。

傳染病防治法

■ 第 11 條第一項：對於傳染病病人、施予照顧之醫事人員、接受隔離治療者、居家檢疫者、集中檢疫者及其家屬之人格、合法權益，應予尊重及保障，不得予以歧視。

■ 第 11 條第二項：非經前項之人同意，不得對其錄音、錄影或攝影。

■ 第 12 條：政府機關（構）、民間團體、事業或個人不得拒絕傳染病病人就學、工作、安養、居住或予其他不公平待遇。但經主管機關基於傳染病防治需要限制者，不在此限。

■ 第 32 條第一項：醫療機構應依主管機關之規定，執行感染管制工作，並應防範機構內發生感染；對於主管機關進行之輔導及查核，不得拒絕、規避或妨礙。

參考文獻

Fitness for Work: The Medical Aspects. Chapter 22 Dermatological disorders Ursula T. Ferriday and Iain S. Foulds

The Medical Disability Advisor 5th Edition

Yu HS, Lee CH, Jee SH, Ho CK, Guo YL., Environmental and occupational skin diseases in Taiwan. J Dermatol. 2001; 28:628–631. doi: 10.1111/j.1346-8138.2001.tb00049.x.

陳乃釧、王伯智、郭浩然〈我國職業性皮膚疾病的通報成果與挑戰〉（2019）

勞工健康保護規則

Job accommodation Network, funded by a contract from the U.S. Department of Labor, Office of Disability Employment Policy (ODEP)

全國法規資料庫

UpToDate: Epidemiology, clinical manifestations, and diagnosis of psoriasis.

10 心理健康及精神疾病

作者：郭亭均、陳羿蒽、楊翰選、鍾世宇
編輯：林家仔

生活化案例分享

35 歲的陳大華，平常個性內向，但是在工作職場上認真負責，和同事上司們也都關係友好。近幾個月來，同事發現大華上班常常無精打采，也都不太參加同事間的聚餐，一問之下才知道他和交往五年論及婚嫁的女友剛分手。雖然大華自述情緒上還過得去，但這幾天同事卻發現，大華工作到一半會突然發呆，平常可以負擔的工作量卻經常做不完，有幾天甚至突然沒有來上班。因為擔心大華的狀況，公司主管決定協同廠護帶大華來找臨場服務醫師尋求協助。

疾病簡述

據衛生福利部統計，臺灣於民國 107 年因精神疾病就醫者約 270 萬人，25 至 64 歲為大宗，占了約六成，就醫人數逐年上升中。精神疾病除了影響勞動人口的健康，也會造成功能減退、工作產值下降。然而社會對於精神疾病的負面標籤，往往使這樣的個案怯於尋求協助而難以察覺。本章將著重於精神疾病與職場的相互影響，以及預防危險。

常見心理疾病簡介

1. 適應障礙症：適應障礙症是指個人在壓力事件後的三個月內出現的情緒或行為症狀，且在壓力源停止後症狀未持續超過六個月的一種心理反應。症狀可能出現憂鬱、焦慮、絕望等情緒，嚴重時可能自殺，也能以身體症狀（如心悸、失眠、頭痛）來表現。多數時候，症狀會在一段時間後緩解；但也有少部分會發展成憂鬱症或更極端的情況。

2. 憂鬱症：最常見的表現為憂鬱情緒、對事物失去興趣、疲憊、睡眠或食慾的顯著變化、專注力減退、無價值感或罪惡感，甚至出現自殺意念等。職場上，個案可能將疾病歸因於職業（無論是否為真），而排斥工作與人際社交。除了藥物、認知行為治療等方式，適度安排就業亦可協助重建個案的自信心，與提升社交技巧。

3. 創傷後壓力症候群：創傷後壓力症候群是直接或間接經歷重大創傷的事件後，出現持續超過一個月的嚴重壓力疾患。症狀可分為三大類，包括創傷經驗再度體驗（反覆回憶，或做惡夢）、逃避麻木（避開創傷話題或地點、對於創傷事件的重要部分失憶、對前途悲觀等）及過度警覺（難以入眠、易怒、易受驚，或注意力不集中等）。

4. 雙相情緒障礙症：俗稱的躁鬱症，亦即情緒在兩極（鬱期、躁期）之間擺盪。鬱期與上述憂鬱症症狀類似。躁期則可能表現為高亢的情緒、思緒跳躍、自尊膨脹、衝動無節制的消費行為、睡眠需求減少等症狀。躁期又可再分為輕躁症或躁症，差別在於輕躁症個案生活功能並無減退，甚至在工作表現上更佳。在睡眠時間不規則或減少的情況下容易誘發躁期

發作，因此輪班制，或需要長途飛行的工作內容，較不適合此類個案。

5. 思覺失調症：盛行率大約 1% 的精神疾病，男女比例相近，好發於 15 至 30 歲之間。症狀可大致分為四大類：正性症狀（妄想、幻覺、反常行為等）、負性症狀（缺乏情感、語言貧乏、生活退縮）、認知功能問題（注意力、記憶力減退），以及社交及工作能力顯著降低。受到大眾媒體煽動，社會多將暴力與犯罪和思覺失調症做不適當的連結；實則真正有暴力犯罪行為的個案在少數，酒癮或物質濫用者反而占更高的比例。病況控制良好的個案在職場表現也能與正常人無異。讓雇主、同事們對於思覺失調症有更多的認識，並在個案復發出現早期症狀時有所警訊，即可讓個案儘早獲得醫療介入。

6. 人格障礙症：人格障礙是「個性」的表現，通常定型在青春期或成年早期，並分為許多類型，需要專業精神醫師來做正確的診斷。個案往往在認知功能、情緒、社交人際及衝動控制上有偏差的狀況。在職場上可能對於壓力敏感，並容易在人際關係上產生問題。

精神疾病與職場困境

1. 經濟影響：受到精神疾病所困的個案可能有注意力不集中、工作產值降低，或經常性缺席的情況，對於國家整體經濟有不可忽視的影響。根據 *Fitness for Work* 第五版所述，英國每年平均會因為精神疾病個案的缺席而損失八千萬個工作天，造成全國雇主約 12 億英鎊的損失。

2. 高失業率：精神疾病個案因疾病或藥物副作用所致，會造成

功能減退。根據臺灣勞動部 108 年身心障礙者勞動狀況調
查，多數個案時常遭遇人際挫折、體力不堪工作負荷而難以
維持穩定就業。慢性病個案曾經透過政府協助就業服務的
比，占身心障礙各類別最高。有 57% 個案曾經從事短期工
作（未達六個月），平均更換工作次數 3.8 次，為視障者以外
之最高。

3. 注意力下降：各類精神疾病，如情緒障礙疾患（如躁鬱症、
   憂鬱症、焦慮症）或是思覺失調症，皆可能造成注意力不集
   中。其思緒可能因情緒或幻聽而受影響，精神疾患之治療用
   藥亦可能造成注意力不集中的副作用。對於需要專注力高的
   高風險工作，是一個潛在的危險。

4. 動作技能之影響：憂鬱症患者常見的運動遲緩、焦慮症所引
   起的顫抖，或是其他不自主運動，如抗精神病藥物所造成的
   錐體外症候群＊，皆可能影響機械性操作等工作。這些動作
   障礙也可能因為工作表現下降，或對他人的干擾而影響人際
   社交，個案也可能因異樣眼光而產生低自尊。

   ＊當身體的運動系統受到某些干擾（如：藥物）導致無法正常靈活作用時，
   會發生肌肉張力異常、類巴金森氏症、遲發性運動不能及靜坐不能等現象。

5. 溝通與社交技巧之影響：精神疾病所產生的溝通及社交障礙
   是高失業率的主因之一。在職個案也經常因為人際障礙而被
   安排獨立工作（如保全），或是工作內容相對簡單、不需與同
   事合作的職業。然而這樣的安排可能使個案社交技巧更加退
   縮，形成惡性循環。

6. 自傷、傷人之風險：精神疾病傷人的負面印象受到大眾媒體
   的渲染，經常造成他人的恐懼。然而，精神疾病個案因病情

犯罪或暴力的比率並不會比一般人高。自殺事件則多與精神
疾病相關，其中農業、醫療業、化學相關職業的自殺率高於
平均值。

心理健康及精神疾病相關工作能力評估

風險

針對各種不同精神疾病宜考量從事之作業：當疾病控制狀況不
穩定時，可能需積極藥物調整、心理治療或住院治療。若出現嚴重幻
覺、極端易怒、衝動控制不佳、暴力行為等症狀時，可能會造成同事
或自身安全危害，需有足夠的監督機制以維護工作場所的安全。參考
MDGuidelines，心理健康及精神疾病之合理休養天數如下。

1. 適應障礙症：受症狀嚴重程度以及個人是否有自殺意念或企圖
   影響。

藥物治療 / 心理治療	一般合理休養天數
適應障礙伴隨憂鬱情緒	1-49 天
適應障礙伴隨焦慮	1-42 天

2. 憂鬱症：除非存在藥物濫用或自殺意念，重鬱症個案工作對於
   個人或是同事不會造成風險，而且參與工作活動通常有益於治
   療。

藥物治療 / 心理治療	一般合理休養天數
重鬱症	14-60 天
輕鬱症	1-14 天

3. 創傷後壓力症候群：出現注意力受損、過度疲勞、憤怒爆發、
   身體攻擊或魯莽行為等症狀，可能會對自己和同事帶來風險。

但除非危及生命的創傷事件與工作環境有關，否則通常不會因工作而復發。

藥物治療 / 心理治療	一般合理休養天數
創傷後壓力症候群	7-56 天

4. 雙相情緒障礙症：出現判斷力受損、衝動、憤怒或暴力的症狀，可能會給同事帶來風險。透過規則且持續服藥，可減少疾病復發機會。輪班工作可能因為睡眠時間減少或不固定而誘發躁期，因此應盡量避免。

藥物治療 / 心理治療	一般合理休養天數
第一型雙相情緒障礙症	14-56 天
第二型雙相情緒障礙症	14-56 天

5. 思覺失調症：比起正向症狀，若有較多負性症狀（退化行為、情緒平淡、社交退縮），因為較難以治療所以會使失能時間延長。情感性思覺失調症與思覺失調症不同處在於合併有情感疾患，鬱症形式的情感性思覺失調症比起躁症形式可能具有更長的失能時間和預後。

藥物治療 / 心理治療	一般合理休養天數
思覺失調症	182-（不定）天
情感性思覺失調症	14-98 天

法規限制：查詢相關法規，罹患精神疾病或身心狀況違常，經特定條件專科醫師認定為不能執行業務者，需禁止特定工作，如建築師、不動產估價師、技師等，可參考本章相關法規簡介「身心狀況違常之工作禁止」項下之說明。

根據勞工健康保護規則附表十二，精神或神經系統疾病選配工時宜考量之疾病：游離輻射作業，異常氣壓作業，高架作業，四烷基鉛作業，汞及其無機化合物、有機汞之作業，重體力勞動作業，二硫化碳之作業，砷及其化合物之作業，硝基乙二醇之作業，五氯化酚及其鈉鹽之作業，錳及其化合物之作業（精神官能症、巴金森氏症），硫化氫之作業，有機磷之作業，非有機磷農藥之作業。

體能

1. 根據勞動部民國108年身心障礙者勞動狀況調查，體力無法負荷與人際問題為精神疾病個案最常面對的職場困難。高勞動需求或複雜性高的職業，可能導致個案無法勝任；溝通與社交障礙在應聘以及就業階段都可能影響人際互動，造成更多心理壓力或導致疾病的惡化。警消人員或醫療人員等高壓職業，也可能造成心理負擔沉重而影響工作。熟悉、簡單、不需高度專注或同時多工處理的工作較適合。

2. 藥物造成的副作用需納入考量，常見如嗜睡、頭暈、椎體外症狀等，治療期間須避免高危險性的作業，如高架作業或涉及高度危險之機械操作等。

耐受性

須考慮個案的主觀想法。家庭支持系統、就醫以及服藥的順從性、是否有物質濫用的情形，職場環境對於精神疾病的態度、職場人際關係、工作收入、工作與住家的距離，工作時間是否可與治療及回診時間相配合，都可能影響精神疾病對於職場的耐受性。

安排復配工所需資料／條件

1. 整體情況：精神狀況、睡眠品質、情緒變化、生活功能、工作表現（人際社交、工作完成度、出勤記錄）、自殺風險評估，以及近期就醫狀況。

2. 完整處方用藥及使用方式：記錄過去、現在與未來預計接受之治療方式，以及藥物所產生的副作用。

3. 工作內容：記錄工作型態（是否為輪班制或需要遠程出差、是否與其他同事共事、是否為高風險場所，有機會拿取化學物品等）、工時、工作的複雜度是否能夠勝任。

工作建議及注意事項

　　部分精神疾病可能增加自殺風險，職場上應盡量安排有同事或上級監督指導，並避免高危險工作。在適應障礙症、憂鬱症、思覺失調症等個案上，當疾病復發時，可以適度調整工作內容，減輕心理負擔，而維持穩定工作與社交環境則有助於疾病的治療。憂鬱症、躁鬱症，以及思覺失調症在疾病復發時，可能需要定期回診或接受心理治療，甚至長時間住院，因此時間彈性的復配工亦為安排方向之一。針對創傷後症候群，例如在高度壓力行業或職場上出現非預期的意外後，除了加強職安訓練，亦可透過簡式健康量表（BSRS-5，附表一）篩檢出潛在個案，並安排員工協助方案（Employee Assistance Program, EAP）的介入進行相關諮商輔導。舉辦安心座談或安心團體，亦有助於同伴間分擔感受、分享對於創傷的共同反應，以及討論壓力的應對。

職場的危害預防

1. 初級預防：初級預防的重點在於從初期減少精神疾病的發生，具體做法有三。其一，在專家指導下加強主管階層對於精神疾病的認知，以提升心理健康危害的意識，並做出妥善的安排。舉例而言，當主管察覺員工可能經歷壓力事件或出現情緒變化時，多數會選擇讓員工暫離崗位。然而實證指出，這樣的做法可能會使員工在休息期間錯失諮商輔導的資源、懷疑自己是否造成工作單位的負擔；相反的，適度的調動工作內容，維持一定的社交，則較有助於心理健康。其二，破除職場對於精神疾病的迷思。對於疾病錯誤的認知可能導致潛在個案因為擔心他人的異樣眼光或職涯的影響，而怯於尋求專業協助。其三，建立高品質的工作訓練。藉由確實的訓練瞭解工作內容及工作相關的危害（生理、心理），可以有效減輕對於工作內容不熟悉所造成的壓力。同時，也能夠透過訓練的過程，加強團體間的相互支持。

2. 次級預防：即使初級預防工作能妥善安排，仍有部分員工可能因為前置因子（本身人格特質、童年逆境經驗等）、觸發因子（一段關係結束、工作壓力增加），或是持續因子（物質濫用、家庭或社會支持低落）等因素，最終發展成精神疾病。次級預防的主旨在於管理階層是否有精神疾病之識別能力，並採取相關措施。多數職場會將這份責任落在廠醫的例行訪談，然而潛在個案可能因為沒有病識感，或擔心負面評價，而沒有受到專業協助。儘管多數人的情緒障礙是可以經過一段時間康復，最後並不一定需要長期醫療介入，然而在疾病期對於自身心理健康及工作表現仍可能帶來影響。主管

單位應與個案家人保持聯繫，尋求家庭支持，另外也有兩種主流方式來實現次級預防，包括同儕支持計畫（Peer Support Program），形式與內容很多元，可以針對職場做簡單的諮商訓練，也可以是創傷後的團體治療；另一個則是透過簡式健康量表篩檢（附表一）。

3. 三級預防：三級預防工作應用時機在個案的心理狀態已轉為精神疾病時。全面性的評估在這個階段非常重要，精神疾病並不全然是心理問題引起，很多時候身體的疾病、甚至職場的人際關係或壓力也可能影響心理健康。評估工作越仔細全面，越能找出合適的治療方式。在精神醫學領域，藥物以外的治療方式有認知行為治療（Cognitive-Behavioural therapy, CBT）、眼動減敏與歷程更新治療（Eye movement desensitization and reprocessing, EMDR）、人際心理治療（Interpersonal psychotherapy, IPT）等。大部分的治療大約在 6-12 次療程（每週一次、每次一小時）後可以看出療效，然而治療的成效最重要的關鍵在於治療師與個案是否達到正向的治療同盟，意即兩者對於治療的目標以及手段是否一致。而職場上能提供的資源則有員工協助方案，目的在發現並協助員工解決可能影響工作效能的個人問題（包括健康、婚姻、家庭、財務、法律、情緒等）。以成本效益來說明，Dickman 與 Challenger（1988）表示，公司投注於 EAP 的資金，可以減少心理健康問題所帶來的成本，也可能降低離職率。

虛擬案例解析：心理健康及精神疾病之配工

虛擬案例之勞工基本資料

年齡	35 歲
性別	男性
事業單位	倉儲業
事業分類	第一級事業單位
工作狀態	倉儲工人
輪班／加班	日間工作（不需輪班）
工作描述	貨品入庫、取貨、出貨，工作中含有高架作業

虛擬案例之內容描述

　　35 歲男性，於倉儲業工作多年，去年十一月參加公司健康檢查填寫之心情溫度計量表總分為 15 分，於近日（三月）安排臨場服務訪談，個案自述有精神疾病史，但診斷敘述不清且未規律服用藥物。近日同事發現他常常發呆，工作效率不如從前。個案也有提及最近與交往許久的對象分手，對很多事情都提不起勁，覺得很疲憊，不太參加同事間的聚會。與個案問診時，自覺情緒狀況尚可，表示會主動向家人抒發情緒，訪談中承諾下週將回診身心科。廠護擔心個案的精神狀況會增加工作危險性，因此尋求配工建議。

虛擬案例之工作能力評估

面向	因應	評估
風險 （Risk）	工作禁止	1. 應評估個案是否有自殺風險，情緒或心理狀態呈現相當程度不穩定者，建議盡量避免長時間單獨作業。 2. 參考勞工健康保護規則之附表十二，高架作業宜考量。
體能 （Capacity）	工作限制	1. 貨品入庫、取貨出貨為個案熟悉的工作內容，原則上不需特別限制。 2. 接受鎮靜藥物治療時，常見的副作用包括嗜睡、頭暈或視線模糊等症狀，因此高架作業、高危險器具操作等工作應適當給予限制；在商品入庫、取貨等勞力工作方面可能較顯吃力，可考慮設定每日工作負荷之限制。
耐受性 （Tolerance）	承受特定工作活動之能力	接受治療後須定期回診，在工時及工作內容方面宜更為彈性。
總結		考量到個案原先的工作具有高架作業，在藥物適應期應盡量避免；取、出貨的工作則可視個人體能狀況調整。配合約每週一次的回診治療，工作部分可與同事搭檔，在職務內容上較有調整的彈性，也能夠避免長時間獨自作業的風險。

心理健康及精神疾病復配工流程圖

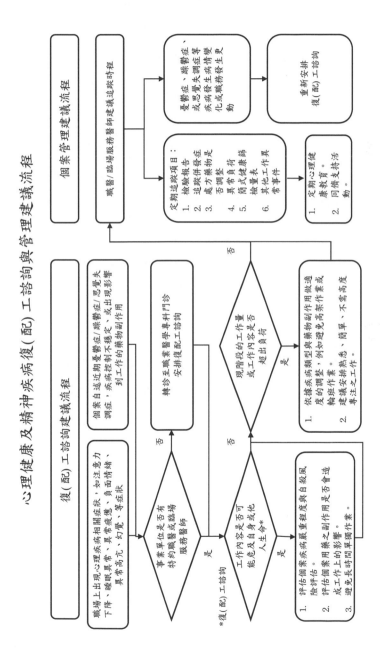

寫給雇主：心理健康及精神疾病復配工管理方法

1. 輕度的精神疾病個案，在出現功能減退或注意力不集中等情形時，可以調整工作量以減輕職場壓力。壓力源若來自於人際問題，則需考慮是否調離單位。但維持適度的工作以及人際互動，對於精神疾病個案能提升自我價值感，也能透過一定的收入維持生活品質，以心理健康層面是有益處的。

2. 嚴重的精神疾病個案多數在一段長時間病假後，才重新回到職場上。在復配工評估時，要考量到個案的功能減退程度是否能夠勝任復職後的工作內容、殘存的症狀有哪些、自殺風險的高低、職場環境對於個案的心理健康是否安全，以及雇主及同事對於精神疾病的認知與心態是否足以面對精神疾病個案的復職。復工時可先從熟悉、簡單、不需高度專注或同時多工處理的工作開始，漸進式復工。

結語

　　心理健康是職場上日益受到重視的議題，不僅與個人，也與公司整體營運、生產力息息相關。然而，多數人仍對精神疾病認知不足，而錯失早期發現與治療的時機，甚至造成疾病汙名化。而精神疾病所造成的社交能力、語言能力下降，也可能使雇主錯估勞工實際的工作能力，而造成低就業率。儘管精神疾病的復健之路十分漫長，在藥物順從性高的前提下，多數個案都能維持一定的穩定度。對於這群人而言，工作也是復健很重要的一環。期盼能夠透過這篇章節，讓大家對於精神疾病有基本的認知，進而營造一個更友善的職場環境。

給勞工朋友的小貼士

1. 無論是自身或他人可能罹患精神疾病，暴力與犯罪風險並不會因此高於一般人。

2. 如果發現自己有一些狀況，除了盡早尋求職場或醫療資源，也可以從熟稔的同事圈尋求協助；相對地，當發現身邊的人有狀況，適時的傾聽與展現同理心也有很大的幫助。

給醫護同仁的小貼士

1. 藉由簡易的心情溫度計來做初步的風險評估。針對自殺風險高的族群，需要盡早提供職場與醫療資源。

2. 在輔導相關個案的期間，也要注意員工隱私。同時避免疾病標籤化及污名化。

案例回顧

在臨場服務醫師的診視後，將大華轉介到附近醫院的精神科做進一步的診斷與治療。大華在服用抗憂鬱與助眠藥物後，初期出現比較嚴重的頭暈症狀，因此做復配工調離高架作業，轉以倉儲文書作業為主，除了能減少取出貨所造成的體力負擔與工作風險，在前期需要頻繁回診的階段，也比較有彈性調度工作。在病況穩定、副作用也減輕後，則逐步恢復取出貨的工作職位。

相關法規簡介

雇主的責任與身心障礙者權益保障

1. 身心障礙者權益保障法：

   ■ 第 38 條：1. 各級政府機關、公立學校及公營事業機構員工總人數在三十四人以上者，進用具有就業能力之身心障礙者人數，不得低於員工總人數百分之三。2. 私立學校、團體及民營事業機構員工總人數在六十七人以上者，進用具有就業能力之身心障礙者人數，不得低於員工總人數百分之一，且不得少於一人。

   ■ 第 42 條：1. 身心障礙者於支持性就業、庇護性就業時，雇主應依法為其辦理參加勞工保險、全民健康保險及其他社會保險，並依相關勞動法規確保其權益。2. 庇護性就業者之職業災害補償所採薪資計算之標準，不得低於基本工資。3. 庇護工場給付庇護性就業者之職業災害補償後，得向直轄市、縣（市）勞工主管機關申請補助；其補助之資格條件、期間、金額、比率及方式之辦法，由中央勞工主管機關定之。

2. 職業安全衛生法（節錄第 6 條第 2 項）：雇主對下列事項，應妥為規劃及採取必要之安全衛生措施：三、執行職務因他人行為遭受身體或精神不法侵害之預防。四、避難、急救、休息或其他為保護勞工身心健康之事項。

3. 精神衛生法（第 22 條）：病人之人格與合法權益應受尊重及保障，不得予以歧視。對病情穩定者，不得以曾罹患精神疾病為由，拒絕就學、應考、僱用或予其他不公平之待遇。

身心狀況違常之工作禁止

1. 技師法（第 11 條）：有下列情形之一者，不發給執業執照；已領者，撤銷或廢止之：四、罹患精神疾病或身心狀況違常，經中央主管機關委請二位以上相關專科醫師諮詢，並經中央主管機關認定不能執行業務。

2. 航空人員體格檢查標準（第 40 條）：體檢受檢人之體檢結果經評定不符合規定之傷病情況，仍在進行發展而未達穩定狀態者或有下列疾病之一或見諸病史者，不得申請缺點免計：一、人格行為異常或心理障礙者。二、慢性酒精中毒或藥物成癮者。

3. 建築師法（第 4 條）：有下列情形之一者，不得充任建築師；已充任建築師者，由中央主管機關撤銷或廢止其建築師證書：二、罹患精神疾病或身心狀況違常，經中央主管機關委請二位以上相關專科醫師諮詢，並經中央主管機關認定不能執行業務。

4. 不動產估價師法（第 8 條）：有下列情形之一者，不發給開業證書；已領者，撤銷或廢止其開業資格並註銷開業證書：二、罹患精神疾病或身心狀況違常，經直轄市或縣（市）主管機關委請二位以上相關專科醫師諮詢，並經直轄市或縣（市）主管機關認定不能執行業務。

5. 醫療法（第 45-1 條）：有下列各款情形之一者，不得充任董事或監察人：四、經醫師鑑定罹患精神疾病或身心狀況違常，致不能執行業務。

參考資料及參考文獻

全國法規資料庫

MDGuidelines®

衛服部 109 年世界心理健康日衛生福利統計通報

社團法人臺灣自殺防治協會－簡式健康量表

American Psychiatric Association and American Psychiatric Association. "Diagnostic and statistical manual of mental disorders: DSM-5." Arlington, VA (2013).

勞動部 108 年身心障礙者勞動狀況調查

林幸台 , et al.〈臺北縣精神障礙者就業需求調查〉臺灣職能治療研究與實務雜誌 3.2(2007): 82-93.

Dickman, Fred, et al. "Employee Assistance Programs." Springfield-Illinois: Charles C Thomas Publisher (1988).

勞工健康保護規則，附表十二。修正日期民國 110 年 12 月 22 日。

附表一、簡式健康量表（心情溫度計）

簡式健康量表（BSRS-5）	不會	輕微	中等	嚴重	非常嚴重
（1）睡眠困難，譬如難以入睡、易醒或早醒	0	1	2	3	4
（2）感覺緊張或不安	0	1	2	3	4
（3）覺得容易苦惱或動怒	0	1	2	3	4
（4）感覺憂鬱、心情低落	0	1	2	3	4
（5）覺得比不上別人	0	1	2	3	4
★有自殺的想法	0	1	2	3	4
得分 0~5 分，表示身心適應狀況良好； 得分 6~9 分，屬輕度情緒困擾，建議找家人或朋友談談，抒發或給予支持； 得分 10~14 分，屬中度情緒困擾，建議尋求心理諮商或接受專業諮詢； 得分高於 15 分，則屬重度情緒困擾，需高關懷，建議轉介精神科治療， 或接受專業輔導。另附加題之評分為 2 分以上時，則建議至精神科就診。					

資料來源：社團法人臺灣自殺防治學會

11 惡性腫瘤

作者：楊翰選、王淳理
編輯：蔡宣致

生活化案例分享

阿義，51 歲，燈飾店老闆，從事燈飾裝修、水電配線及裝潢工作三十餘年。於民國 109 年 10 月 15 日因持續喉嚨痛及吞嚥困難，至耳鼻喉科門診求診，接受左側鼻咽及鼻息肉切片，病理診斷為未角化癌（non-keratinizing carcinoma）第一期，為了接受癌症治療，燈飾店暫停營運了一陣子，目前完整的放射線治療已告一段落，阿義前來職業醫學科門診尋求建議，希望除了能穩定控制癌症之外也有個收入溫飽。

疾病簡述

自民國 71 年起，惡性腫瘤（以下簡稱癌症）長期高居本國十大死因之首，根據中華民國衛生福利部統計，民國 110 年癌症死亡人數為 51,656 人，占總死亡人數 28.0%，死亡率每十萬人口 220.1 人，標準化死亡率為每十萬人口 118.2 人；就年齡觀察，110 年癌症死亡有八成六集中於 55 歲以上高齡族群。

民國 110 年十大癌症死亡率依序為（1）氣管、支氣管和肺癌（2）肝和肝內膽管癌（3）結腸、直腸和肛門癌（4）女性乳癌（5）前列

腺（攝護腺）癌（6）口腔癌（7）胰臟癌（8）胃癌（9）食道癌（10）卵巢癌。十大癌症死亡率同 109 年。

　　本章探討癌症倖存者（cancer survivor）與工作之間的關係，癌症倖存者一詞，早期泛指罹患癌症且經治療後，最少五年內未再受疾病影響者；美國學者兼醫師 Fitzhugh Mullan 於 1985 年將其重新定義為「自診斷罹患癌症的那一刻起，與疾病共存的時期，直到生命結束」。根據 *Fitness for Work* 第五版所述，在英國約有 5% 的癌症可被歸因於職業暴露，且每年大約有 109,000 名介於 15 歲至 64 歲的病患被診斷罹患癌症；經治療後，超過 60% 的成人癌症患者存活超過五年。本章蒐集客觀證據，協助事業單位為癌症倖存者適配友善的職場環境。

癌症相關工作能力評估：風險、體能、耐受性

風險

　　依據 *Fitness for work* 及 *MDGuidelines* 建議，癌症患者應避免以下作業及職業，主要依接受治療的後遺症區分：

　　1. 避免以下作業
- 游離輻射作業。
- 疑似皮膚癌病變者不宜從事聯吡啶或巴拉刈作業。
- 化療後兩週內應避免高架作業：攀爬需求、未設有保護裝置。
- 化放療後避免接觸具感染性之動植物、土壤。

　　2. 避免特定職業：可能接觸游離輻射之行業

　　核能電廠員工、執行游離輻射非破壞檢測之人員、X 光機操作人員、利用輻射進行年代測定人員、地底工作人員、高空飛行員及醫院

放射線部、核子醫學部、放射腫瘤治療部、心導管室及腸胃科之放射師、醫師、醫學物理師、護理人員。

依據臺灣勞工健康保護規則附表十二，癌症個案考量不適合從事之作業為游離輻射作業。

體能

依據「復工工作服務指引」，於復配工前需進行功能性能力評估或職業能力評量。在功能性能力部分，主要評估復工勞工的耐受力、肌力、負重能力、疼痛、協調和平衡能力。職業能力評量由於需要發展個別化復工計畫，除上述生理功能外，還包括心理社會功能評估，需蒐集勞工家庭狀況、經濟狀況、教育背景、工作經歷等資訊，並且需要訪談勞工對未來工作期待等。

一般情形下，癌症個案體能因治療略受影響，依據 *MDGuidelines* 建議，可藉由完整功能性工作能力評估，深入分析勞工體能及現有工作能力之狀態，或可藉由醫學檢查、檢驗等方式，瞭解個案是否因癌症治療導致併發症，如貧血或其他伴隨徵候，再依照評估結果調整工作內容為兼職或具彈性工作時間之工作。

下列為癌症患者於接受治療時常遇到的情況，供事業單位參考，並依勞工狀況調整：

1. 淋巴水腫：可能導致外觀變化、肢體活動範圍受限與增加感染的風險。工作風險評估需降低四肢受傷的風險與抬舉重物的機會，建議避免重體力勞動作業。

2. 疲勞：幾乎所有癌症患者都曾感到疲勞，研究指出，約 75% 至 100% 的癌症患者在診斷與治療過程中感到功能衰弱。復工時建議採用漸進式方式，並配合職能復健與臨床治療。建議應

避免精神異常狀態不宜從事的作業，如異常氣壓作業與高架作業，夜間及輪班工作亦需多加考量。

3. 免疫抑制：癌症本身及其治療都會造成患者免疫力下降，為癌症患者復配工時可考慮迴避下列工作環境：（1）群聚、接觸疑似傳染病個案；（2）於海洋、河流和湖泊中工作；（3）工作中受傷；（4）接觸人類或動物的排泄物；（5）無機粉塵作業。綜合以上，建議避免粉塵作業與暴露在高度傳染性疾病風險之工作。

4. 放射線治療：放射線治療亦會導致免疫力下降，放射線治療平均約需 3 至 8 週的治療時間，在治療期間皮膚可能有細微損傷，容易增加感染的風險，一般來說，不建議在放射線治療期間安排工作。

5. 荷爾蒙輔助治療：部分癌症患者在診斷後需要長期接受荷爾蒙輔助療法，如乳癌與攝護腺癌；部分藥物可能導致發燒、畏寒、心臟收縮能力下降、停經，與疲勞。建議依照副作用程度安排工作，復工初期宜避免重體力勞動作業。

6. 疼痛：超過 50% 的癌症患者曾因疾病感到疼痛，疼痛可源自於癌症本身或者因治療所衍生。建議患者接受良好的癌症疼痛治療，面對疼痛，適當的疼痛控制及處理比工作適配更加重要。

7. 器官效應：除了原發器官，癌症也可能增加罹患其他器官疾病的風險，如心血管疾病、骨質疏鬆症、甲狀腺功能低下，或是罹患多重癌症。除此之外，亦可能影響腸胃道與泌尿道之功能，在復、配工時，建議可配合本書其他章節主題考量。

8. 肌肉骨骼：癌症相關手術與放射線治療皆可能造成肌肉骨骼功能異常，且曾有研究指出，症狀可持續達四年之久，建議依其

功能安排工作，復工初期宜避免中重度以上負荷作業及重體力勞動作業。

9. 癌症對心理的衝擊：多數癌症患者會出現心理或情緒問題，如高達 50% 的乳癌患者感到心理壓力且 25% 最終被診斷為重度憂鬱症。在評估癌症患者的復、配工時，建議重新評估其心理及情緒狀態。

耐受性

對於癌症患者進行復配工必須考慮一些主觀因素，包含擔心被歧視、調整後的業務是否可勝任、新職位的薪水待遇是否有誘因等。客觀因素則包含目前癌症治療狀態，是否正在接受化、放療中，員工體力是否可勝任。

安排復配工所需資料／條件

1. 整體情況：近期回診及檢驗結果，癌症個案評估建議包含身心狀態之診斷、癌症治療進度與目前體能狀態、血色素及白血球、新發生之症狀、血壓、血糖、癌症指標、肝、腎功能等，及是否有其他併發症及共病症。

2. 完整處方用藥及使用方式：注意癌症個案是否使用荷爾蒙製劑，並記錄過去、現在與未來預計接受之治療方式，包含化學治療與放射線治療。

3. 工作內容：記錄工作型態、是否需高架作業、是否為需高度專注或精神壓力之工作，與工作間可能之負重重量。

工作建議及注意事項

　　剛接受完癌症治療如化、放療的勞工，在接觸駕駛工作與其他高風險工作時，需預防因血色素過低而發生昏厥狀況，因此需要受到額外保護。除此之外，建議事業單位事先盤點醫療資源，並加入緊急應變措施當中，才能在發生不幸事件時，將傷害降到最低。

1. 盤點醫療資源：盤點工作場所最近之醫療院所。

2. 重新分析工作風險：癌症治療時的併發症大多有先兆性，教育罹患癌症的員工若身體有頭暈、體力不佳時，應即時向臨場服務人員反應。因體力不佳，故平常認為很安全的工作都可能變成有風險，事業單位應審視內部工作風險，並由臨場服務人員進行適切之配工或復工。

3. 不適合癌症患者的工作型態或物質：輪班工作、高度工作壓力、重體力勞動作業等。

4. 設計緊急應變措施：如事業單位內有罹患癌症且治療中之員工，建議可加強衛生教育，教導企業內部員工對於癌症治療併發症的正確緊急處置。

虛擬案例解析：癌症個案之配工

虛擬案例之勞工基本資料

年齡	51
性別	男
事業單位	裝潢業
事業分類	自營商，第一類事業單位
工作狀態	水電及裝潢工人
輪班／加班	日間工作（非輪班）
工作描述	燈飾裝修、水電配線及裝潢工作

虛擬案例之內容描述

　　51 歲男性，燈飾裝修工人，從事裝潢工作三十餘年。工作中需使用鋁梯進行水電配線，常暴露於粉塵作業環境。於民國 109 年 10 月 15 日因持續喉嚨痛及吞嚥困難，至耳鼻喉科門診求診，接受左側鼻咽及鼻息肉切片，病理診斷為未角化癌第一期，已接受完整放射線治療。個案為自營工作者，接受癌症治療期間因體力變差等因素暫時停止公司營運，目前治療已告一段落，前來職業醫學科門診尋求復工建議。

虛擬案例之工作能力評估

面向	因應	評估
風險 （Risk）	工作禁止	游離輻射作業
體能 （Capacity）	工作限制	1. 如個案因癌症本身或治療過程導致體力下降，建議限制其單獨作業，避免發生緊急事件或需要人幫忙時無人提供協助。 2. 因個案自述有疲勞症狀，建議限制從事異常氣壓作業與高架作業，亦不建議從事夜間輪班工作。 3. 無機粉塵可能增加免疫低下者的肺部感染風險，建議避免從事粉塵作業，或進行適當之工作改善（工程控制、行政管理，或加強個人防護具之使用），確保其危害風險能夠得到控制。
耐受性 （Tolerance）		個案近年認知工作中粉塵對健康的危害，於工作中開始配戴一般醫療用口罩，目前無配戴 N95 或防塵口罩的經驗，需視個案配戴防護具的耐受性調整連續工作時間。另外，個案為自營商，工作內容多為按照設計師指示，難以挑選工作，因此對於漸進式復工的配合度上也會被迫降低，需注意給予建議的實際程度。
總結		個案工作內容無游離輻射、異常氣壓作業、高架作業，也少見夜間工作情形。但裝潢工作屬於粉塵作業，建議個案工作期間全時配戴防塵口罩，同時聘請小工協助分擔其工作勞動。復工前三至六個月建議減少接案數量，並選擇工作內容相對較輕鬆的案件，待放射線治療副作用減輕及體力恢復後，再逐漸提升案件數量與施工難度。

癌症個案復配工流程圖

癌症個案復（配）工諮詢與管理建議流程

個案管理建議流程

職醫/臨場服務醫師建議追蹤時程

- 癌症疾病變化 或 治療方式改變 或 職務服務發生更動
- 重新安排復（配）工諮詢

定期追蹤項目：
1. 癌症狀態
2. 治療進度
3. 藥物及醫囑
4. 工作負荷與個人
5. 其常事件
6. 現職工作表現之危害等
7. 如有疲憊等症狀、應追蹤相關健康指標如血色素、肝腎功能等

復（配）工諮詢建議流程

- 體格檢查或健康檢查發現有癌症或臨場疾病史
- 個案自述罹癌 或 由個案委託同仁告知曾患癌症
- 轉診至職業醫學專科門診安排復配工諮詢

- 事業單位是否有特約職業醫師或臨場服務醫師
- 調查個案工作史是否有致癌風險*
- 個案從事現職風險工作是否有較高風險或不利於治病情*

- 評估職業性癌症之可能性、同時調查同事是否暴露於類似風險、必要時建議轉診職業醫學專科與腫瘤科專科門診。

1. 參酌實際工作內容、體能、耐受性等因素，給予復（配）工之建議。
2. 協助事業單位擬定癌症復健處理流程。
3. 衛教同仁及個案應回報異常事件

*復（配）工諮詢

寫給雇主：癌症個案復配工管理方法

1. 罹癌非個人意願，多數員工希望雇主仍將其視為一般員工看待，惟需適時關心其癌症治療狀況及察覺體能變化。

2. 為避免癌症員工發生緊急事件時造成人員或事業單位損害，妥善為其做適切的選工、配工，以及復工，是相當重要的預防工作。

3. 諮詢專業醫護人員，設計緊急應變措施與定期追蹤辦法，能夠將意外的傷害降到最低。

4. 初期癌症除常規治療時體能下降外，一般可以得到良好的控制，控制穩定中的癌症不會影響工作能力。

5. 癌症可能因為治療時的併發症等原因，發生工作意外狀況。良好的衛生教育可提升整體職場健康，主管應適時察覺廠內異常狀況，並予以改善及預防。

結語

　　癌症成為我國十大死因之首逾三十年，隨著癌症盛行率的提升與醫療技術之進步，癌症倖存者的比例也逐年上升。本章整理國內外最新之文獻，提出針對癌症患者之復配工建議，並以虛擬案例示範實務上之使用方法，期能提升產業界科學復工之風氣，並為癌症患者爭取工作權益與自我認同價值。

給勞工朋友的小貼士

1. 抗癌過程十分辛苦，請耐心配合癌症治療醫師完成治療。若因治療後的疲憊或體力下降應盡早與主管反應且不硬撐。

2. 癌症未來也可能發生在你我身上，應將罹患癌症同仁視為一般人看待，只是他多了份人生難題需面對。歧視對提升工作場所的安全性沒有幫助。

3. 如具有癌症病史，應主動提供相關回診資訊給雇主，除了能夠調整至適切的工作崗位之外，也能夠讓同仁在緊急情況下幫助自己。

給醫護同仁的小貼士

1. 大多數初期癌症治療時，員工之工作能力與一般人無差異。應花時間觀察、分析事業單位員工在工作中發生的異常事件及異常工作負荷的背後原因。

2. 預防勝於治療，特別在具有高度工作危險性的事業單位內執行臨場健康服務時，應主動搜尋是否有罹癌的員工，並確認其癌症治療狀態，給予適切之選工和配工，尤其需特別注意正在治療中的癌症個案。

3. 癌症併發症發生時可能造成緊急事件，其應變措施執行的好壞，對於個案之預後影響深遠，平時應多留意並落實相關措施的衛生教育。

案例回顧

　　阿義目前的癌症治療已告一段落，但體力仍不及以往。工作內容無游離輻射、異常氣壓作業、高架作業，也少見夜間工作情形。但裝潢工作屬於粉塵作業，建議個案工作期間全時配戴防塵口罩，同時聘請小工協助分擔其工作勞動。復工前三至六個月建議減少接案數量，並選擇工作內容相對較輕鬆的案件，待放射線治療副作用減輕及體力

恢復後，再逐漸提升案件數量與施工難度。

相關法規簡介

　　依民國 111 年 04 月 01 日修正之道路交通安全規則第 64 條第一項，汽車駕駛人除身心障礙者及年滿六十歲職業駕駛者外，其體格檢查需符合相關規定。因癌症患者可能因疾病或治療之後遺症，影響視力、聽力、或四肢活動能力，如員工為車輛駕駛員，需注意是否影響駕駛功能。

參考文獻

衛生福利部（2021）。107 年癌症登記報告。

衛生福利部（2020）。108 年國人死因統計結果。

李昕宜、許玉娟、陳佳慧（2014）。癌症生存者之困擾症狀。

勞工健康保護規則 附表十二。修正日期：民國 110 年 12 月 22 日。

Mehnert A., Employment and work-related issues in cancer survivors. Crit Rev Oncol Hematol 2011; 77 (2): 109–30.

Ahlberg K, Ekman T, Gaston-Johansson F, et al., Assessment and management of cancer-related fatigue in adults. Lancet 2003; 362 (9384): 640–50.

Levangie PK, Droin J., Magnitude of late effects of breast cancer treatments on shoulder function: a systematic review. Breast Cancer Res Treat 2009; 116 (1): 1–15.

Lee TS, Kilbreath SL, Refshauge KM, et al., Prognosis of the upper limb following surgery and radiation for breast cancer. Breast Cancer Res Treat 2008; 110: 19–37.

National Comprehensive Cancer Network. Distress management. http://www.nccn.org/professionals/physician_gls/pdf/distress.pdf

12 風濕性疾病

作者：李研永、蔡宣致、郭哲宇
編輯：陳羿蒽、蘇致軒

生活化案例分享

吳嬌嬌是一位中年職業婦女，長期患有類風濕性關節炎並在某醫學中心定期拿藥。目前任職於某電子公司當作業員，工作內容是操作機台、投料、常需要長時間站立。當疾病控制良好時操作上都沒問題，但是擔心疾病發作整個關節很僵硬又很緊，無法靈活操作機台及搬運東西。最近因為夜班人少，主管想請吳嬌嬌到夜班幫忙，她怕自己的身體狀況不行，可是又害怕中年失業，因此想尋求廠護及廠醫的協助。

疾病簡述

風濕性疾病是一種非常廣泛且範圍廣的疾病分類。大至有可能致命的系統性紅斑性狼瘡，小至手指腳趾的關節疼痛，只要身體上的肌肉骨骼肌腱軟組織的疾病，皆可以算在風濕科的範疇。礙於篇幅限制，本章節將著重於介紹上肢疾病、退化性關節炎、發炎性關節炎、結締組織疾病以及一些疼痛疾患，協助事業單位為其適配友善的職場環境。

常見風濕性疾病

1. 工作相關之上肢疾患：

要明確區分上肢肌肉或關節疼痛的疾患是否為工作相關，需要更多的診斷標準。根據職安署指引，目前明確可定義為職業病的上肢疾患有肘腕隧道症候群、旋轉肌袖症候群、肌腱腱鞘炎、關節滑囊炎。上述疾病通常源自於慢性的過度使用，影響因子例如重複性動作、動作的幅度大小、動作的速度及角度、工作的壓力、對工作的完美主義等。病患常會抱怨手部痠痛或刺痛，手通常是工作最常使用到的部位，且這些疼痛會在休息後稍微緩解。上肢疾患的範圍廣大，以下針對幾個常見的疾患分別論述：

- 頸椎退化（Cervical spondylosis）：頸椎退化的病人常常會有脖子和上臂疼痛或痠麻，移動範圍受限的問題。此類疾患通常與長期頸部屈曲、從事肩膀費力或反覆使用肩膀的工作有關。建議此類病人工作時維持良好的姿勢，多做頸部伸展，少做抬手臂過肩的工作。

- 肩部肌腱炎（Shoulder tendinitis）：肩部旋轉肌群肌腱發炎或退化的疾病，通常也與慢性的肩部過度負重或過度使用相關。此類病人會有上臂疼痛，壓痛，且在移動（尤其外展）時最明顯

- 沾黏性肩關節囊炎（Adhesive capsulitis）：俗稱冰凍肩／五十肩，也是因為長期過度舉手過肩或是負重而造成關節退化。此類病人主要有肩部疼痛，手臂活動限制。和肩部肌腱炎相似，此類病人通常需要 1 到 2 年的時間來完全恢復上臂活動性，且復工使用肩部可能造成復原延遲，因此值得考慮安排適當的配工評估。

- 肘上髁炎（Lateral/medial epicondylitis）：據統計大約 1-3%的人口有肘上髁炎的經驗且外側較內側好發。肘上髁炎俗稱網球肘（外上髁炎）及高爾夫球肘（內上髁炎），雖然命名如此但大多數跟運動傷害關係較低，通常是和慢性的重複使用前臂和手腕（例如轉扳手）相關。此類病人通常外側手肘疼痛，壓痛，且手腕出力時會痛。在工作上應注意姿勢的調整，工作輪替，以及工作任務的調整（減少手腕出力或減少重複性動作）。

- 腕隧道症候群（Carpal tunnel syndrome）：是正中神經通過腕隧道時遭到壓迫造成的疾病。患者常會有手部發麻和手指刺痛的症狀。此疾病好發於慣用手且和手部大量重複動作、高負重相關，此外手持震動工具也被證實和疾病相關。職場中若可以減少手部不良姿勢、重複性手腕費力的工作、減少震動等等，都可以減緩此疾病的不適。

- 腕部腱鞘炎（Tenosynovitis of the wrist）：是腕部肌腱鞘發炎造成的手腕疼痛及腫脹。通常與手腕過度使用或負重相關。通常需 4 至 6 週時間休息恢復，復工時須注意避免過多的手腕重複活動，轉換工作類型或是適度的輪班與休息

- 板機指（Trigger finger, or stenosing tenosynovitis）：手指肌腱鞘發炎，通常與重複的抓握工作相關。和其他腱鞘發炎相同，休息約 4 到 6 週並且適宜在恢復後進行妥善的復配工，包含手指姿勢的調整、工具的重新設計，或是輪調到其他工作職位等。

2. 退化性骨關節炎（Osteoarthritis）：

最常見的關節疾病，此類疾病通常與老化以及退化相關。主要影

響的部位有膝蓋、臀部、脊椎，以及手部。此類病人常常會有疼痛、僵硬，或者偶爾會有局部的紅腫熱痛等發炎反應。在職場中若需長時間重複使用某特定關節（好發職業類別為：農工、建築工人、鋪地板及磁磚工人、木匠、碼頭工人、成衣業勞工、機械業勞工等）也會增加關節退化的機率。加強肌肉力量、心肺功能，以及減重都是幫助改善關節惡化的方式。而在職場上，適度的關節活動可以避免關節僵硬。提供符合人體工學姿勢的工作環境，執行較低負重的工作，或是使用適當的輔具都是合適的做法。

3. 類風濕性關節炎（Rheumatoid arthritis）：

最常見的發炎性關節疾病，影響的族群以 25 至 50 歲女性較多。常影響關節包括手指、手腕，膝蓋，但任何關節都有可能影響。患者常有關節疼痛、發熱、腫脹、晨間僵硬等症狀。某些職場的暴露可能也會誘發類風濕性關節炎，如礦物的粉塵（如：矽）、接觸農藥、或是長期手部的振動。此疾病造成工作能力下降是很常見的，據統計大約 1/3 最後會出現工作上的障礙，定期追蹤以及職能治療可以減緩工作上的失能。除此之外，在職場提供更符合人因工程的工作環境，避免過大的負重以及不良的姿勢，以及適當的手部輔具也會有幫助。

4. 乾癬性關節炎（Psoriatic arthritis）：

乾癬是一種相對常見的皮膚疾病，而其中有一部分人會合併有發炎性關節疾病，即稱為乾癬性關節炎。此關節炎的特色與類風濕性關節炎類似，較大範圍的關節炎也會導致工作上的失能以及不被僱用。職場上的調整建議也與類風濕性關節炎類似。

5. 系統性紅斑性狼瘡（Systemic Lupus Erythematosus）：

此疾病是一系統性結締組織自體免疫疾病，症狀多樣化，且可能會隨著病程進展改變。據統計大約 20-40% 的患者也具有工作障礙，

其嚴重程度通常與疾病影響範圍、年紀、身心狀況、情緒穩定度相關。職場上對於此類疾病的調整也沒有一個固定的建議，對於輕症病人似乎不需要特別調整工作內容，但對較嚴重的患者則應減少壓力，避免陽光曝曬，並盡量安排靜態、緩和的工作內容。某些可逆轉的原因如憂鬱的情緒，可能會影響個案的工作表現，團隊在為紅斑性狼瘡病人選配工時應多加費心，並幫助其改善身心狀態。此外因為此類病人通常免疫力功能較為低下（無論因疾病影響或是因為使用治療藥物），故應減少從事高感染風險的工作（例如：醫院工作、國小教師等）。

　　6. 纖維肌痛症（Fibromyalgia syndrome）：

　　是一種以慢性廣泛性疼痛為主，加上疲倦、失眠等慢性症狀的症候群。對於此種病人來說，在職場上的調整包括更符合病人期待的工作排程，主管與同事正面的支持與鼓勵也是相當重要的一環。

風濕性疾病相關工作能力評估：風險、體能、耐受性

風險

　　針對各種不同風濕性疾病考量不適合從事之作業。

1. 在疾病復發期時，肌肉與關節較無法承受高度重複性、高施力作業，應暫時配工至較輕體力或辦公室作業。
2. 系統性紅斑性狼瘡及皮肌炎患者，若為戶外工作者須提供防曬用品（防曬乳、防曬衣物等），並准許經常性的休憩時間補擦防曬製品。若作業中時常會被大量陽光直接曝曬，建議調整至室內工作為宜。
3. 風濕性疾病不只影響關節或結締組織，亦會影響其他器官，如眼睛、腎臟、肺部、腦部等等，根據受影響器官及其嚴重

度，應做額外考量。視力模糊或認知功能缺損者，須注意作業場所的個人及他人安全評估。

4. 使用高度免疫抑制劑之患者，避免與罹患傳染性疾病之人類或動物一同工作。

5. 同時合併有雷諾氏現象者，若有嚴重感覺異常或靈敏度下降，則需避免操作滾燙、尖銳或易碎物和快速移動的機器，應提供可保暖及保持乾燥的衣著、防震手套、抗振工具。

體能

許多風濕性疾病常伴隨關節疼痛、關節炎等症狀，視其關節變形、關節腫脹、肌肉無力及呼吸喘的程度，嚴重時可能會影響工作表現，應依據其體能及疼痛狀況適性評估。工作場所引入人因工程計畫及改善，對於風濕性疾病患者亦會有所幫助。

耐受性

須考慮個案的主觀想法。

1. 個案自我評估之疼痛指數很重要，除了與疾病活動度有關以外，亦與心理和社會支持有相關性。適當提供支持可以增加個案的耐受性。

2. 復健運動有助於改善部分疾病的體力和耐力。

安排復配工所需資料／條件

1. 整體情況：近期回診之檢驗檢查結果（如 Lupus Anticoagulant Test、dsDNA、C3、C4、尿蛋白數值），包含症狀的控制情形、疾病活動度的評分、有無新的症狀、主觀及客觀的身心

狀態。另外在上肢肌肉疼痛可藉由握力測試瞭解目前身體狀
態，類風濕性關節炎可藉由臺灣風濕性醫學會疾病活動指數
28（DAS28 , disease activity score by 28 joints）評估疾病活動
度，系統性紅斑性狼瘡之疾病活動度則可藉由 SLEDAI scores
評估。另可詢問其對自身病情的瞭解程度，對目前治療的進
步程度，及在工作上的舒適程度等。

2. 完整處方用藥及使用方式：記錄過去、現在，與未來預計接
受之治療方式，並瞭解可能出現的副作用，在職場上也盡量
避免副作用造成的不良影響。例如風濕病患經常使用免疫抑
制藥品，可能導致免疫低下的情況，應盡量避免接觸高感染
風險的工作內容。

3. 工作內容：評估工作型態、工作內容、工作時間及有無相關
的防護措施，再依此建議是否需做工作時數、工作環境之調
整與改善。

工作建議及注意事項

1. 風濕性疾病患者大多需定時回診，建議給予彈性的請假時
間，以利員工穩定回診控制病情。

2. 考量到某些風濕性疾病長期在復發及緩解的循環中擺盪，可
能會影響長期任務的執行，因此有必要適時調整工作內容的
合適性。

3. 注意人因工程改善，減少發炎或疼痛關節的負荷及傷害。

虛擬案例解析：風濕性疾病之配工

虛擬案例之勞工基本資料

年齡	50
性別	女性
事業單位	電子製造業
事業分類	第一類事業單位
工作狀態	作業員
輪班／加班	日間工作（個案無輪班）
工作描述	搬運物料與機台操作，定點站立工作。

虛擬案例之內容描述

　　吳嬌嬌為 50 歲女性，有類風濕性關節炎病史，長期在醫學中心就診，規律用藥控制。作業內容主要是機台操作，需要長時間站立作業。另外會需要搬運物料上下機台，物料重量個案表示不固定，約為 5 至 10 公斤。搬運次數會因為每天的物料狀況和人力有所不同，搬運物料上下機台的過程中沒有需要彎腰或是抬舉物料高於肩膀的動作。最近事業單位有夜班需求，即將在下個月將員工調整為夜班作業，因為夜班人力相較於白班人力少，原有搬運作業負擔會更為吃重。吳嬌嬌因此至長期看診的醫學中心開立診斷書，內容註明建議不宜夜班作業。然而每一位可能被調派至夜班的員工皆提出不宜夜間工作的診斷書，事業單位主管有所疑慮，廠護因而安排配工會議。

虛擬案例之工作能力評估

面向	因應	評估
風險 （Risk）	工作禁止	1. 重體力勞動作業：取決於影響的關節及疾病活動度，關節僵硬、關節不穩定等疾病活動度高之病人，應避免重複性動作以避免關節受損或肌腱斷裂，此外也應避免頻繁的手部運用、抬舉或搬運作業。 2. 膝關節活動受限者，則應避免需高度平衡或負重的工作 3. 避免危險作業：參考勞工健康保護規則之附表十二，低溫作業宜考量風濕病疾患；異常氣壓作業與振動作業宜考量骨骼肌肉系統疾患。個案之工作描述中未見有上述作業內容，但將來如有工作調整，建議禁止從事相關作業。 4. 風濕免疫系統疾患之免疫力較常人低下，當工作可能暴露生物性危害時，雇主應給予適當之防護，如無法降低感染風險時，建議禁止相關作業。 5. 工作場所存在誘發風濕免疫疾病之環境危害因子時，應禁止其作業。
體能 （Capacity）	工作限制	1. 工作之限制主要取決於個案關節變形程度及疼痛狀況，嚴重者或是高疾病活動度者，在抓握、指握、打字、走路或攀爬的能力可能受到影響，建議給予適度工作限制。 2. 風濕免疫疾病可能受到工作壓力、負面情緒，或其他社會心理危害之影響，如個案之疾病處於不穩定期，建議限制超時加班工作，或從事高度精神、心理壓力之工作。
耐受性 （Tolerance）		主要因系統性疾病造成的疼痛與疲勞造成耐受性下降。多配合醫療建議使用輔具，或是養成運動休閒習慣都有助於恢復。
總結	類風濕性關節炎之病患復配工評估會因為其疾病活動度高低而差異極大。輕微疾病或控制良好的病人幾乎無需做特別的調整。嚴重病人則會在許多工作面向上有風險，體能下降，及耐受性降低的考量。因此需要系統性地評估每個個案目前疾病的狀況，再提出適當的建議。	

風濕性疾病復配工流程圖

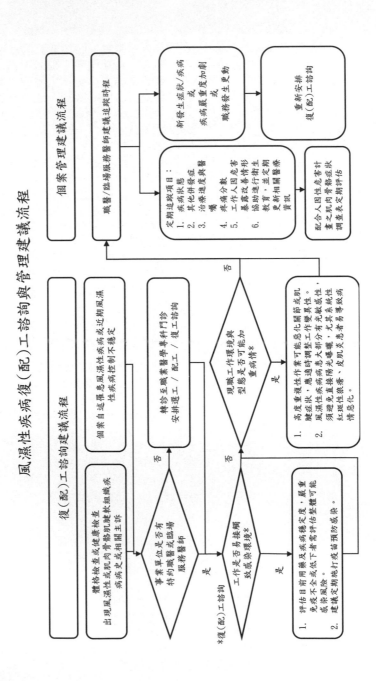

寫給雇主：風濕性疾病復配工管理方法

1. 定期主動追蹤疾病狀態，包含抽血檢查、影像學檢查，並瞭解其主觀症狀有無獲得良好控制，以考量是否需做工作時數、工作環境之調整與改善。

2. 如果有需要的情況，也應適時提供輔具或幫助其工作效能提升的工具。

結語

1. 風濕疾病在不同病人身上狀況及程度相差甚遠，復配工之狀況除了參照臨床之診斷書之外，仍建議針對個案之不同狀況查詢相關文獻作為判斷之依據。

2. 臨床診斷書有其參考價值，但不論是職業醫學專科醫師或是從事臨場服務之醫師，職護仍應秉持自己的專業及實際現場作業狀況做出判斷，這才是醫事人員在事業單位服務之價值所在。

給勞工朋友的小貼士

1. 規律回診追蹤及用藥對風濕疾病的控制很重要，切勿自行停藥。若近期藥物有做大幅度調整，請主動告知廠護、廠醫或主管，視狀況協助工作上之調整。

2. 定期施打疫苗（例如：流感疫苗、新冠疫苗、肺炎鏈球菌疫苗……等等），減少潛在感染機會。

給醫護同仁的小貼士

1. 風濕性疾病患者常因疾病因素造成關節、肌肉等不適，依專業建議合適的輔具及改善人因工程，協助員工安全舒適地執行業務。

2. 主動追蹤風濕性疾病活動度及服藥順從性，協助主管瞭解認知員工身心靈狀況，才能給予適時的幫助。

案例回顧

經與廠護、廠醫會談後，吳嬌嬌女士目前類風濕性關節炎控制良好，病歷顯示近半年抽血免疫風濕科之數值都無明顯變化，已規律用藥相當長一段時間，疾病活動度也在低度。參考查證之資料後並無直接避免夜班作業之建議之明顯相關性，因此向吳嬌嬌說明，目前主管安排應無醫療上的疑慮。後續評估其臨床診斷書並與事業單位主管協調，暫不調整吳嬌嬌至夜班作業，但未來若單位有產能需求仍應配合。然而在之後的工作過程中如有發現疾病惡化的跡象，也請主管適時調整工作內容。

相關法規簡介

1. 道路交通安全規則第 64 條第 1 項第一款第五目：汽車駕駛人除身心障礙者及年滿六十歲職業駕駛者外，其體格檢查及體能測驗合格基準，其活動能力應符合全身及四肢關節活動靈敏。

2. 勞工健康保護規則附表十二，選配工時宜考量疾病之建議表：風濕症患者從事低溫作業；骨骼肌肉系統疾病從事異常氣壓作業、振動作業及重體力勞動作業。

參考文獻

Steve Ryder and Karen Walker-Bone, Fitness for work 5th ed., Chapter 13 Rheumatological disorders, Oxford University Press. 2013.

勞工健康保護規則，附表十二。修正日期民國 110 年 12 月 22 日。

道路交通安全規則 修正日期民國 111 年 04 月 01 日。

MDGuidelines®

Hedström, Anna & Åkerstedt, Torbjörn & Klareskog, Lars & Alfredsson, Lars. (2017). Relationship between shift work and the onset of rheumatoid arthritis. RMD Open. 3. e000475. 10.1136/rmdopen-2017-000475. Night work and inflammatory markers Indian J Occup Environ Med. 2011 Jan-Apr; 15(1): 38–41.

Puttonen, Sampsa & Oksanen, Tuula & Vahtera, Jussi & Pentti, Jaana & Virtanen, Marianna & Salo, Paula & Kivimäki, Mika. (2010). Is shift work a risk factor for rheumatoid arthritis? The Finnish Public Sector study. Annals of the rheumatic diseases. 69. 779-80. 10.1136/ard.2008.099184.

13 腸胃系統及肝臟疾病

作者：許良維、蔡政翰
編輯：蔡宣致、楊翰選、朱為民

生活化案例分享

張先生於身心科病房工作二十多年，平時工作主要為協助病房內各種事務，如監督病患服藥、環境整潔及個人衛生，當病患發生躁動時，需配合其他工作人員共同壓制病患。兩個月前突然頭暈、身體不適，到急診就診，診斷為乙狀結腸惡性腫瘤併發貧血。住院檢查 10 天後即接受腹腔鏡手術治療，共切除約 15 公分長的結腸，但經臨床醫師判斷不需做造口手術。術後接受口服化學治療藥物治療中。手術後已在家休養滿兩個月，腹腔鏡傷口恢復良好，希望能回到原本的工作崗位。張先生是否還能勝任原本的工作？

疾病簡述

腸胃道系統疾病種類繁多，最常見的是胃痛等胃食道逆流、胃潰瘍等。胃潰瘍指的是胃的粘膜發生潰瘍，但胃食道逆流則是胃液往食道的方向逆流造成刺激或發炎，是完全不同的兩種疾病。胃潰瘍最常發生的情境是在飽餐後，就發生腹痛，嚴重一點的人甚至會難過地在地上打滾。據研究統計，胃潰瘍在歐洲的盛行率只有 2%，而在臺灣，單單無症狀的胃潰瘍的盛行率就高達 4.7%，可見胃潰瘍及胃食

道逆流會在職場中發生的機會不小。

　　有些腸胃系統疾病是由於工作環境而感染或加重，此外這些疾病也往往會影響員工的工作，像是發炎性腸道疾病的症狀與治療期間較長，可能會造成長時間的缺席。但是對於這些疾病來說，進一步的檢查、藥物或手術的治療卻是非常重要，也能幫助患者之後回到職場。

　　有些常見疾病可能會危害到員工本身、工作環境甚至大眾，其中包括發炎性腸道疾病、迴腸造口及迴腸肛門吻合術、大腸激躁症、腸胃道感染症、病毒性肝炎、慢性肝炎。

發炎性腸道疾病

　　發炎性腸道疾病分成兩種，包含潰瘍性結腸炎、克隆氏症，克隆氏症是慢性發炎過程，位置包含整段腸胃道，從口腔到肛門都有可能發生。發炎深度包含整層黏膜，嚴重的話可能產生廔管、化膿。

　　1.潰瘍性結腸炎

　　典型表現為血狀腹瀉、腹部絞痛、急便。病程可能在一年內發作並好轉，但是有一半的病人會在一年後復發，經過發病第一年之後，90％的病人都能夠完全回到職場。現在有氨基水楊酸可以用來治療輕微症狀，減輕高達80％的復發率，並減少大腸直腸癌的風險。儘管有藥物的治療，20-30％的病人仍會有全大腸炎，甚至最後需要切除大腸。

　　迴腸造口及迴腸肛門吻合術對某些病人會有幫助。迴腸造口可能是暫時或是永久的。迴腸肛門吻合術的接受度相對較高，可以有較好的社交、工作能力或生活品質，但一天可能會高達6次的排便也會是個問題。

2. 克隆氏症

比潰瘍性結腸炎更加多元，症狀為肚子痛、體重減輕、貧血、腸阻塞。大腸發炎的症狀和潰瘍性結腸炎相似，肛門周圍的典型表現為膿瘍和滲液。克隆氏症可能會在康復和復發間反覆，大約 15% 的病人會完全復原。

治療方面，戒菸是克隆氏症的重要治療，藥物治療為類固醇和免疫抑制劑。手術也是常見的治療，70% 的病人在診斷後 15 年需要手術，36% 的病人需要超過兩次以上的手術，5 年的症狀復發的病人約有 30%，10 年的症狀復發的病人則有 50%。

腸躁症

腸躁症是慢性反覆性的腸胃道症狀，無法由結構或是生化值異常來解釋。已開發國家的盛行率約 9-12%，女性受到影響的較多，小於 45 歲的盛行率也較高。治療方針是針對個案的症狀治療。生活型態的建議和飲食改善是最重要的。除了藥物之外，認知行為治療也會有幫助。

腸胃道感染症

腹瀉是非常常見的症狀，通常反應腸胃狀態，突然的腸道習慣改變，合併 24 小時內超過 3 次的排便，通常代表感染性的腹瀉，其他症狀包括噁心、全身微恙和發燒，需要做完整的病史評估來排除非感染性腹瀉的可能性，像是藥物、發炎性腸道疾病、辣刺激或是酒精。大多數的感染性腹瀉會自行痊癒。

A 型肝炎

A 型肝炎病毒經由糞口傳染，在已開發國家中，人跟人之間的傳染最常見，但是在下水道設備不良的國家，因糞便污染食物而感染的比例較高。潛伏期為 28 天（範圍從 15-50 天）。病人的前驅症狀是身體微恙，出現黃疸之後得到改善，疲憊感會持續 6 週，最常會到 3 個月。A 肝通常為自限性疾病，但偶爾會導致嚴重疾病甚至死亡。

B 型肝炎

B 型肝炎在東南亞、非洲、中東地區、南歐和東歐常見，已知的傳染方式包含垂直感染(母親傳給寶寶)、輸血時接受到感染的血品、針扎或是尖銳物割傷或是黏膜暴露（通常是醫院工作者）、刺青、身體穿刺、針灸等。

急性 B 型肝炎潛伏期約 40-160 天，有些會有感冒症狀，像是喉嚨痛、倦怠、關節痛、食慾下降，其他症狀包含噁心、嘔吐，急性感染可能有嚴重的表現，造成肚子痛、黃疸，在急性期感染的死亡率小於 1%。

所有慢性 B 型肝炎的病人都應該評估是否接受抗病毒藥物的治療，評估項目根據血清學、病毒量、肝臟惡化程度。

C 型肝炎

C 型肝炎病毒是一種常見的血液傳播病毒。在一般的社交情況很少會感染，但是若有血液交換的可能性時就會傳染，像是使用刮鬍刀或牙刷，也有可能透過身體的穿刺感染，像是刺青或是針灸。母子垂直感染機會小於 5%，若母親感染人類免疫缺乏病毒（HIV）時風險會增加，乃因為免疫力下降導致 C 肝病毒量增加。

過去 10 年的治療主要是干擾素和 ribavirin，主要目標是永久清除病毒，成功關鍵和病人的性別、年齡、肝纖維化程度和是否使用酒精、病毒基因型有關。近年口服抗病毒藥物快速發展，且部分常見病毒基因型的治療費用，全民健保已予以給付，經過完整療程後，有很高的機會完全根除 C 型肝炎。

肝硬化

肝硬化源自於慢性肝損傷，慢性 B 型肝炎和 C 型肝炎是造成國人罹患肝硬化的最主要原因。盛行率和預後與潛在疾病最有關係，一旦病人產生任何併發症，預後都會較差。

並沒有針對肝硬化本身的治療方法，但是可以針對肝硬化的原因和併發症治療。疲憊感會影響到工作，疲勞和難治療的搔癢症特別容易出現在膽道相關的肝硬化。

大腸直腸癌

根據國健署統計，臺灣每十萬人口大腸癌發生率為 39.8 人，世界排名第 5，提早發現及早治療對於預後有相當重要的幫助，建議 50 歲至未滿 75 歲民眾每兩年接受一次糞便潛血檢查。大腸癌的危險因子包含環境和基因，例如高卡路里的食物、紅肉、低纖食物，如果先前有息肉、家族大腸癌病史，則較容易有大腸癌。通常大腸癌是沒有症狀的，直到被篩檢出來才會發現。主要的治療方式為大腸切除，切除範圍根據分期而不同，有些人可能需要腸造口，其他像是放化療則會根據病人而做調整。整體來說 5 年存活率約 65%，越早發現存活率越高。

腸胃系統及肝臟疾病相關工作能力評估：風險、體能、耐受性

風險

1. 胃潰瘍、胃食道逆流

為很常見的疾病，依 *MDGuidelines* 所述，無須特別禁止工作。惟須注意員工是否有使用 NSAID、酒精、咖啡因、香菸等或有肥胖及精神壓力過大等狀況。少數個案若有接受手術則應避免重體力勞動至少 4-6 週。

2. 發炎性腸炎（包含潰瘍性結腸炎、克隆氏症）、腸躁症

因有頻繁且突然緊急的排便需求、腸造口等原因，較不適宜從事高溫悶熱、重體力勞動作業、搬重物的工作，不適合需要長時間在定點或長時間交通的工作。

一般合理休養天數	藥物治療	手術治療（包含造口）
靜態工作	7-28 天	28-42 天
輕度負荷	7-35 天	28-42 天
中度負荷	7-42 天	42-56 天
重度負荷	7-56 天	49-91 天

3. 感染性腹瀉

腸胃道感染的症狀包含腹瀉、嘔吐、發燒，可能會造成暫時無法工作，不過主要的風險是可能感染其他同事、大眾、產品，尤其是當感染者有腹瀉、嘔吐症狀時，因為此時通常會有較高的細菌病毒量。此外腹瀉可能汙染雙手和其他物品表面，因此有腸胃道感染者建議暫時請假，直到沒有嘔吐、腹瀉症狀 48 小時後再回復上班，特別是食物作業員、醫護人員，如果確定不是感染性腸炎，就可以回到職場。

如果在 24 小時內只有一次拉肚子或是嘔吐，也沒有合併發燒，就可以假定不是感染性，只要有足夠的證據確認不是感染，就可以不用受到 48 小時停工的規範。回到職場需要做好足夠的個人衛生，特別是洗手。

4. A、B、C 型肝炎與肝硬化

風險主要和嚴重程度有關，若有影響到凝血功能，則要小心工作中的器械，以免受傷，也要注意工作環境的化學物質，可能會影響到肝臟功能，造成疾病惡化。

5. 大腸直腸癌

患者在剛回到職場時不能做過度勞累的工作，建議以靜態工作為主，若是有造口的病人也不建議有搬重物的工作。

手術治療（包含造口）	一般合理休養天數
靜態工作	28-70 天
輕度負荷	28-70 天
中度負荷	42-84 天
重度負荷	49-112 天

體能

腸胃道系統疾病種類眾多，勞工疾病控制狀況也有所不同，控制得宜者原則上工作不受影響，但需要就疾病併發症、用藥方式、工作型態做綜合評估。

1. 胃潰瘍及胃食道逆流：潰瘍若癒合後對於員工體能無特別影響。主要體能限制是員工固有共病如貧血，或其是否有抽菸喝酒等生活習慣而因胃潰瘍影響其體能。少數個案可能須接受手術治療，則建議與外科醫師討論手術後所須之恢復時間。

2. 感染性腹瀉：在有症狀的急性期，體能會急速下降，也會經常需要上廁所，但是當恢復之後，幾乎不會有失能的狀況。

3. A、B、C型肝炎與肝硬化：單純肝炎病毒感染可能會有感冒症狀，像是喉嚨痛、倦怠、關節痛、食慾下降，因此可能會有些微體能上的影響。肝硬化的病人則可能進展到更進一步的貧血、腹水、腎功能損傷，應該要避免一些負荷較重的工作。

4. 體能會受到癌症嚴重的影響，像是化療會造成貧血，需要定期檢測來確定工作體力，較彈性的班表和兼職工作能有更多的休息時間。

耐受性

須考慮個案的主觀想法。

1. 個案本身對於疾病的認知及對於治療的配合程度乃至於其生活習慣（是否使用菸、酒、咖啡因、環境壓力）。

2. 復配工後的新工作內容是否可勝任，與疾病治療或用藥方式是否能配合。

3. 待遇是否符合期待與個案經濟狀況。

4. 肝硬化的常見症狀有疲憊、抽筋或搔癢症，其中症狀以病人主觀感受為主，與疾病嚴重程度沒有絕對關係。

安排復配工所需資料／條件

整體情況

1. 如果是腸躁症需瞭解最近的排便習慣，和是否有其他加重因子，例如工作壓力等，感染性的疾病需要確保不再會傳染別

人，肝炎帶原者需要定期檢驗血清濃度。癌症病人身體較虛弱，可能需要另外配工。

2. 是否有其他併發症及共病症，例如嚴重腹水、手術造口、貧血、周邊神經損傷……等等，皆須納入配工考量。

完整處方用藥及使用方式

注意是否仍有使用藥物控制症狀，例如利尿劑、抗病毒藥，需要注意相關副作用。

工作建議及注意事項

請事業單位維護鄰近有能力提供急診治療之醫療院所名單。

職場的危害預防

1. 環境防護
   - 職場內出現具有感染症狀的員工，除了給予相關員工足夠的防護外，也要考慮其他可能暴露環境之人員。尤其是醫療工作者或是照護機構，要同時注意保護機構住民之健康。
   - 針對腸躁症或是發炎性腸炎的員工，應該要提供可以清潔雙手、通風乾淨的廁所環境，並且給予足夠的工作彈性可以自由上廁所。
2. 個人防護
   - 感染肝炎之勞工，應至少每年一次提供門診追蹤近況及臨場醫師健康諮詢。
   - 如為食物作業員，疑似有感染性腹瀉，應在沒有嘔吐腹瀉症狀的 48 小時後才能回到工作崗位，然而如果致病原是傷

寒沙門氏菌、大腸桿菌 O157 和 A 型肝炎則應採取更加嚴格的管理措施，並使用額外的個人衛生防護措施。

■ 特殊職業工作者（如：安養機構工作人員、實驗室工作人員、醫護人員……等）應考慮 A 型肝炎、B 型肝炎之預防接種。

虛擬案例解析：大腸癌之配工

虛擬案例之勞工基本資料

年齡	59
性別	男
事業單位	醫療業
事業分類	第二類事業單位
工作狀態	病房助理
輪班／加班	需輪值白班（08:00–16:00）或小夜（16:00-24:00），輪班制，通常不需要加班
工作描述	協助處理身心科病房病患相關業務，如協助處理個人衛生、團體活動、藥物治療、傳送相關文件等，必要時需幫忙壓制躁動的病人。

虛擬案例之內容描述

59 歲男性張先生，已在身心科病房工作二十多年，兩個月前突然頭暈、身體不適至服務之醫學中心急診就診，診斷為乙狀結腸惡性腫瘤併發貧血。住院檢查 10 天後即接受腹腔鏡手術前位切除手術治療，共切除約 15 公分長的結腸，但經臨床醫師判斷不需做造口手術，術後接受口服化學治療藥物治療中。平時個案的工作主要為協助病房內各種事務，如監督病患服藥、環境整潔及個人衛生，當病患發

生躁動時，需配合其他工作人員共同壓制病患。個案術後已在家休養滿兩個月，腹腔鏡傷口恢復良好，希望能回到原本的工作崗位，職護不確定個案的身體狀況是否適任原本的工作內容，因此安排復工評估。

虛擬案例之工作能力評估

面向	因應	評估
風險 （Risk）	工作禁止	1. 高架作業 2. 重體力負荷工作 3. 劇烈活動或須高度伸展的工作 4. 獨自作業
體　能 （Capacity）	工作限制	1. 體能可能嚴重受到癌症或手術影響，需要再客觀評估勞力活動程度，給予適當工作負荷限制。 2. 化療可能導致貧血，需要追蹤檢查血紅素數值，對於身體狀況能有更加的瞭解。 3. 彈性工作時間表或是兼職工作可以有更彈性的休息時間，對於頻繁需要休息的病人會有幫助。
耐受性 （Tolerance）	承受特定工作活動之能力，與症狀及報償有關	開刀治療完後，若手術傷口恢復良好，可以回到正常的工作軌道。若是之後繼續接受化學或放射治療，可能會對體力或是身體造成影響，到時候可能需要再減少工作時數，以獲得足夠的休息。
總結		個案是在病房工作的護佐，因為罹患大腸癌而請病假至今，因尚持續服用化療藥物，建議： 1. 因為剛開完刀回到職場，而且還有在服用化療藥物，所以體力較差，盡量避免勞力、搬重的工作，如果可以最好是以靜態工作為主。 2. 需加建議重新配工並限制加班時間，直至慢慢適應工作強度，始可考量回到原先的崗位。

腸胃系統及肝臟疾病復配工流程圖

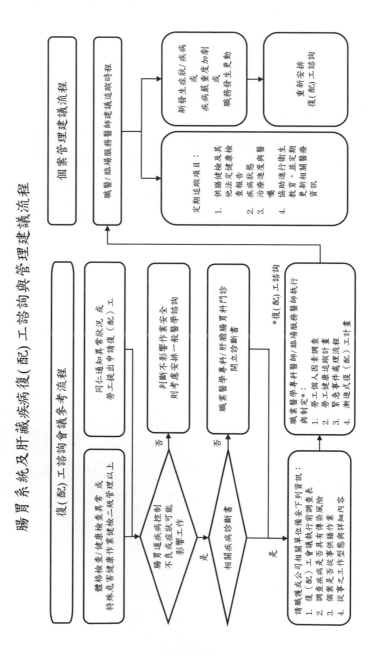

腸胃系統及肝臟疾病復（配）工諮詢與管理建議流程

寫給雇主：腸胃系統及肝臟疾病復配工管理方法

發炎性腸道疾病和腸躁症

1. 每年將勞工回診的追蹤檢查報告交予臨場服務醫師評估。

2. 需要調整工作內容，盡量減少長時間的定點或交通的工作。

3. 增加廁所使用的方便性，允許短暫離開崗位。

4. 對於腸躁症病患可以幫忙找出壓力因子，減少發作。

感染性疾病

1. 如果僅是單純的腹瀉，在痊癒後就可以立即回到職場，不需要另外配工。

2. 若是肝炎的病人應該要做好個人和他人的防護，需執行技術項目如注射時，都須特別注意。

其他惡性腫瘤

因為開刀或是化放療會有相當的體力耗損，剛回到職場時需要慢慢調整業務內容，等到疾病狀態穩定，再恢復原先的工作強度。

胃潰瘍或胃食道逆流

胃潰瘍及胃食道逆流任何人都有可能罹患，提醒員工適時注意自己的生活習慣，避免菸、酒、咖啡因攝取過量。若不幸需要開刀，就須讓員工遵循外科醫師之建議休養。

結語

隨著飲食的西化，發炎性腸炎的盛行率增加，工作壓力大也是腸

躁症的誘發因子，雖然工作能力沒有下降，但是卻增加許多額外的干擾，也需要雇主幫忙改善工作環境。臺灣本來就是肝炎盛行的地區，肝硬化每年都有一定比例轉變為肝癌，幸好現在有許多新的藥物可以有效治療肝炎，只要定期追蹤，獲得足夠的控制，擁有良好的生活型態，就能有效減少肝硬化發生。另外感染性腹瀉雖然不會有太嚴重的後遺症，卻可能造成職場上的流行，對於餐飲業者更可能影響到顧客的健康，所以要做好職場衛生，也要提供足夠的個人防護。

給勞工朋友的小貼士

1. 肝炎不是可怕的疾病，只要遵從醫囑吃藥，維持良好生活習慣，保護自己也保護他人，也能和一般人正常上下班。
2. 一些腸胃道疾病可能具有傳染性，建議生病時應儘速尋找醫療協助，以免影響自身及他人權益。
3. 如罹患疾病時，確實告知主管或臨場健康服務醫護人員，避免錯過治療的黃金時機，或使自己、同事暴露於危害之中。

給醫護同仁的小貼士

1. 提高警覺，瞭解感染性腹瀉，即時阻斷職場的傳遞鏈，守護職員和客戶的健康。
2. 定期安排講座，讓員工瞭解常見腸胃道疾病，提升健康識能和健康賦權，強調疾病控制是為了雙贏。
3. 注意員工隱私，同時避免疾病標籤化及污名化。
4. 適時察覺員工是否存有環境壓力，及早會同單位主管瞭解與關心。必要時可參考 *MDGuidelines*、uptodate 資料庫，或本書。

案例回顧

　　張先生已於該病房工作二十餘年，對於身心科急性病患可能發生的狀況非常熟悉，深知在何種狀況下須加強警覺，甚至是提前迴避，避免腹部剛復原的手術傷口受到影響。臨場服務醫師囑咐復工初期應避免從事壓制病患、戒護情緒不穩定病患等作業。於張先生正式復工後三個月後追蹤訪視，單位主管暫時固定張先生於人力較充足的白班工作，並禁止張先生參與約束身心科病患的作業，追蹤訪視時張先生體能恢復狀況良好，已可逐漸恢復原本的工作內容。

相關法規簡介

　　食品良好衛生規範準則附表二食品業者良好衛生管理基準。食品從業人員經醫師診斷罹患或感染Ａ型肝炎、手部皮膚病、出疹、膿瘡、外傷、結核病、傷寒或其他可能造成食品污染之疾病，其罹患或感染期間，應主動告知現場負責人，不得從事與食品接觸之工作。

參考文獻

全國法規資料庫

MDGuidelines®, accessed from https://www.mdguidelines.com/

Robin A. F. Cox, Felicity Edwards, Keith Palmer, Fitness for work: The Medical Aspects, 5th ed., Oxford University Press. 2013.

Talmage JB, Melhorn JM, Hyman MH. AMA Guide to the Evaluation of Work Ability and Return to Work, 2nd ed. American Medical Association. 2011.

Uptodate: Epidemiology and etiology of peptic ulcer disease

Fu-Wei Wang, Ming-Shium Tu et al. Prevalence and risk factors of asymptomatic peptic ulcer disease in Taiwan. World J Gastroenterol. 2011 Mar 7; 17 (9): 1199-1203.Published online 2011 Mar 7. doi: 10.3748/wjg.v17.i9.1199

14 內分泌系統疾病

作者：林家仔
編輯：陳羿蒽、朱為民

生活化案例分享

汪小惠是一位在電子公司任職的機台作業員，年齡35歲。在三年多前的新進員工體檢意外發現罹患糖尿病，之後固定從事長期夜班工作。除了血糖異常以外，小惠也同時發現有高血壓和高血脂，然而因為沒有什麼明顯症狀，小惠並沒有規律服藥，也沒有回診追蹤。今年員工健檢時發現上述問題變得更嚴重了，廠護問小惠為何沒有回診治療，小惠回答：「我覺得我身體都沒有不舒服啊，靠自己飲食控制糖尿病就會好了。」廠護建議安排臨場健康服務時與醫師訪談，醫師會給小惠什麼建議呢？工作內容會不會因此被調整？

疾病簡述

內分泌系統疾病包含糖尿病、甲狀腺疾病、副甲狀腺疾病、下視丘疾病、腦下垂體疾病、腎上腺皮質及髓質疾病、性腺疾病等。

糖尿病

- 根據國民健康署的調查，臺灣18歲以上國人的糖尿病盛行率約為9.8%，容易併發心血管疾病、腎臟病等合併症，也對醫

療照護體系造成不小的負擔。

■ 糖尿病的成因是胰臟的 β 細胞分泌胰島素不足或身體利用胰島素的反應、功能不佳，使葡萄糖無法有效進入細胞利用，而留在血中導致血糖升高。又分為第一型糖尿病、第二型糖尿病、其他特異型糖尿病及妊娠性糖尿病。

■ 糖尿病症狀包含三多一少（多吃、多喝、多尿、體重減少），發病初期多數病患無明顯症狀，病情隨時間加重，血糖逐漸升高，症狀會更加明顯。

甲狀腺疾病

■ 甲狀腺是體內的內分泌器官之一，形狀像是一隻蝴蝶包覆在頸部氣管的前方，會分泌甲狀腺素，調節全身新陳代謝的機能。

■ 甲狀腺疾病是僅次於糖尿病的常見內分泌疾病。較常見的良性診斷有甲狀腺功能亢進、甲狀腺功能低下及甲狀腺結節。

■ 甲狀腺功能亢進時常會出現體重減輕、失眠、怕熱、心悸、手抖等症狀，甚至容易產生焦慮和緊張等情緒波動。甲狀腺功能低下常見怕冷、便祕、容易覺得疲勞、活動力及反應變慢、頭髮變細、體重增加。甲狀腺結節則不一定會有症狀，常見問題是影響外觀，如壓迫到其他器官時可能會發生疼痛。

其他內分泌疾病

■ 臨床上盛行率不高，依受影響之不同內分泌器官有不同症狀以及治療方式。

疾病控制結果

- 控制不良之內分泌系統疾病增加視力、心血管系統、周邊神經疾病等風險，可能增加病假日數，嚴重時可致死。
- 控制良好之內分泌系統疾病大多可正常工作。

內分泌系統疾病相關工作能力評估：風險、體能、耐受性

風險

針對各種不同內分泌系統疾病宜考量不適合從事之作業。

1. **糖尿病**：因下列原因，較不適宜從事高溫、低溫、高濕、高架作業、重體力勞動作業（相關法規第二點）、獨自作業。

   - **急性病症**：高血糖及低血糖皆可昏迷或致死。治療方式包含施打胰島素者，較不適宜從事移動機械、金屬鍛造、鷹架、消防員等，但需視工作內容、疾病控制情況及勞工本身對疾病之警覺性。

   - **慢性影響**：視力（視網膜疾病、白內障）、周邊神經疾病、腎臟病、周邊血管疾病（導致截肢）、心血管疾病、中風等。需依併發症影響部位加入選配工考量，如已有視網膜併發症者不適宜從事精密作業及鉛作業；已有周邊神經病變者不適宜從事振動、正己烷等作業，且因不協調及跌倒風險之增加，不適宜進行久走、久站、高處作業或危險儀器之操作。

糖尿病（藥物治療）	一般合理請假天數
糖尿病急性期無併發症	0-7 天
糖尿病併周邊血管病變	1-42 天

糖尿病（藥物治療）	一般合理請假天數
糖尿病併神經病變	1-56 天
糖尿病併低血糖	0-3 天

2. **其他內分泌疾病**：較糖尿病而言，對選工、配工影響較少，若為控制良好或治癒者，可視為與正常人無異。

■ **甲狀腺疾病**：甲狀腺亢進者須避免重體力工作或在炎熱潮濕的環境下工作；甲狀腺亢進者若須手術或放射碘治療，需較長病假天數；甲狀腺低下者不適宜從事低溫、重體力勞動作業；甲狀腺眼疾病者須注意工作內容是否牽涉高度視力需求；甲狀腺凸眼症患者則視需要配戴護目鏡或太陽眼鏡避免眼睛刺激；單純甲狀腺結節者無特別工作禁止之建議，若需手術治療則需較長病假天數。

甲狀腺疾病診斷	合理請假天數 （藥物治療）	合理請假天數 （手術治療）
甲狀腺亢進	0-7 天	3-35 天
甲狀腺低下	0-35 天	尚無相關證據
甲狀腺癌	尚無相關證據	3-28 天

■ **腦下垂體疾病**：如庫欣氏症、肢端肥大症、泌乳素瘤……等等，症狀差異相當大，經過適當治療及追蹤，大多數人可正常工作。選工、配工時須依照整體病況、嚴重度及工作內容做一全盤性且個人化考量。（若有腦下垂體腫瘤，須注意視力、視野是否受腫瘤壓迫影響）

3. 依據臺灣勞工健康保護規則附表十二，內分泌系統疾病勞工

宜考量不適合從事作業：高溫、低溫、游離輻射、非游離輻射、異常氣壓、鉛、四烷基鉛、汞及其無機化合物、有機汞、重體力勞動、二硫化碳等作業。

體能

1. 內分泌系統疾病種類眾多，勞工疾病控制狀況也有所不同，控制得宜者原則上工作不受影響，但須就疾病併發症、用藥方式、工作型態做綜合評估。

2. 以內分泌系統中占最多數的糖尿病為例，控制不良者應避免駕駛、飛行、無安全措施的高度作業、關乎人身安全之工作；因有較高心血管併發症機率，尚須避免過度加班或輪班等工作，直到疾病控制達標時可重新評估。

耐受性

須考慮個案的主觀想法。

1. 個案本身對於疾病的認知及對於治療的配合程度。

2. 復配工後的工作內容是否可勝任，與疾病治療或用藥方式是否能配合。

3. 待遇是否符合期待與個案經濟狀況。

安排復配工所需資料／條件

整體情況

1. 近期回診及檢驗報告，糖尿病患者須包含血壓、空腹或飯後血糖、糖化血色素、血脂肪、肝腎功能、尿蛋白等。

2. 是否有其他併發症及共病症，例如糖尿病視網膜病變、糖尿

病周邊神經病變、腦下垂體瘤引起之視野變化……等等，皆須納入配工考量。

完整處方用藥及使用方式

1. 特別注意糖尿病患者是否使用針劑胰島素或較易造成低血糖之口服藥物。
2. 胰島素分為長效及短效，短效胰島素通常一天要隨餐施打 2 至 3 次，員工若有使用短效胰島素，建議安排彈性較大之工作，可以配合胰島素施打及用餐時間，避免產生低血糖事件。

工作建議及注意事項

1. 請事業單位維護鄰近有能力提供急診治療之醫療院所名單。
2. 職場的危害預防：
   a. 環境防護：
   - 有糖尿病個案之單位，可考慮準備血糖機，緊急情況發生時能幫助提早診斷（須注意血糖試紙效期），及常備方糖、果汁等以備低血糖時急用，並對部門主管、同工作空間之同仁進行低血糖教育訓練。若發現員工有低血糖，迅速提供 15 g 的糖分（3 顆方糖、120 ml 果汁或 150 ml 含糖飲料），15 分鐘後再做一次血糖測試，若仍持續低血糖，則再次給予糖分補充並盡速送醫；若一開始低血糖即併發意識不清，應立刻送醫治療。
   - 建議工作場所配有 AED（自動體外心臟電擊去顫器），並對員工定期進行基本救命術（BLS）＋操作 AED 之教育訓練。
   - 建議提供一個可以清潔雙手、處理血糖試紙和胰島素注

射的私人空間，給需要注射胰島素或密切監測血糖的糖尿病員工。

■ 高血糖急症需立即送醫：包含高血糖高滲透壓狀態和糖尿病酮酸中毒。前者常見症狀為食慾不振、口乾、尿量增多、頭痛、視力模糊、肌肉無力、意識改變等；後者常見症狀為嘔吐、腹痛、呼吸深快且有水果味、排尿量增加、全身乏力、意識改變等。

b. 個人防護：具內分泌疾病之勞工，應至少每年一次至門診追蹤近況及尋求臨場醫師健康諮詢。

虛擬案例解析：糖尿病之配工

虛擬案例之勞工基本資料

年齡	35
性別	女
事業單位	半導體製造業
事業分類	300 人以上，第三類事業單位
工作狀態	電子公司機台作業員
輪班／加班	長期夜班工作（非輪班）
工作描述	機台作業員，坐姿操作設備，無高壓、高溫等危害環境

虛擬案例之內容描述

　　35 歲女性，電子公司機台作業員，到職後長期固定夜班工作（晚上 11 點至隔天早上 7 點），年資已超過三年。三年前新進員工體格檢查時便發現空腹血糖 209 mg/dL，後續至醫院診斷為糖尿病，併有高血壓和高血脂，醫師開立口服藥治療，但個案醫囑順從性差，並未規

律服藥及就診。今年員工健檢報告顯示：血壓 163/102 mmHg、空腹血糖 232 mg/dL、總膽固醇 278 mg/dL、高密度膽固醇 38 mg/dL、腰圍 92 公分、BMI 32、有抽菸（一天 30 支菸，菸齡 17 年）及喝酒習慣。廠護諮詢個案的工作內容是否需要調整。

虛擬案例之工作能力評估

面向	因應	評估
風險 （Risk）	工作禁止	1. 因目前個案血糖控制不佳，應避免異常工作環境如高溫、低溫作業、高架作業及獨自作業。 2. 已有視網膜併發症者不適宜從事精密作業及鉛作業。 3. 已有周邊神經病變者不適宜從事振動、正己烷作業。
體能 （Capacity）	工作限制	1. 糖尿病仍控制不良者不適宜過度加班及輪班工作：本個案 10 年心血管疾病風險 20%（運用職安署開發之「勞工個人健康管理工具 iCare」評估，取得來源：https://icare.osha.gov.tw/），且長期固定夜班亦增加心血管疾病風險。已有系統性綜述指出輪班增加 26% 心血管疾病風險，亦有其他研究指出值夜班增加 17% 風險，且暴露時間越長，風險越高。 2. 考量個案之疾病狀況，體能不良者建議限制駕駛、飛行、無安全措施的高度作業等，可能關乎人身安全之工作。
耐受性 （Tolerance）		個案因夜班薪資較高，希望維持原來工作。
總結		個案長期在夜班工作，目前有控制不良之糖尿病。建議： 1. 需加強個案自我健康意識及對疾病之認知，建議盡速治療將病情控制穩定，積極進行健康管理，控制風險因子（戒菸、戒酒、控制體重、三高等）。 2. 建議重新配工並限制工作時間，直至病況控制達標，始可考量開放上述作業情況。

內分泌系統疾病復配工流程圖

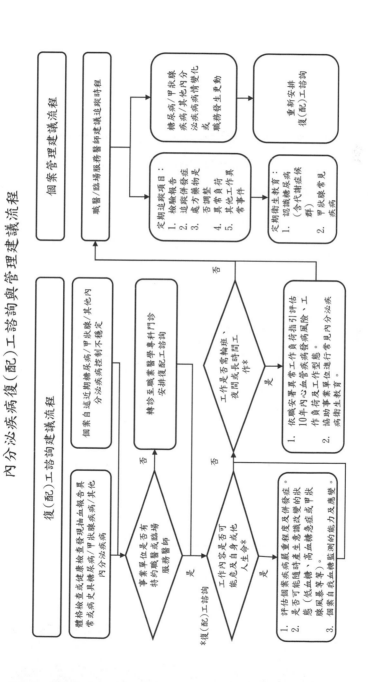

寫給雇主：內分泌系統疾病復配工管理方法

糖尿病

1. 每年將勞工提供之追蹤檢查報告予臨場服務醫師評估。
2. 不論為第一或第二型糖尿病病患，若控制穩定，不需做工作上之限制。
3. 若為控制不佳之糖尿病勞工，併發症風險較高，可能於工作中發生危險，應避免高風險、重體力勞動作業、獨自作業。
4. 長期控制不佳則大幅提升心血管疾病發生機率，需評估勞工工作負荷情形，盡量避免異常事件、短期工作過重、長期工作過重。

甲狀腺疾病

1. 甲狀腺疾病控制良好可視為與一般人無異。
2. 工作上若有游離輻射暴露，應提供個人防護具使用，並督促勞工確切穿戴。

其他內分泌疾病

其他內分泌疾病盛行率不高，控制良好可視為與一般人無異。

結語

隨著現代人飲食及生活型態影響，糖尿病盛行率逐年升高，也有年輕化的趨勢。隨著藥物的進展，許多糖尿病病人都能用口服藥達到良好控制，且新型糖尿病藥物較少造成低血糖急症。第一型糖尿病常在兒童、青少年時期發病，需終生注射胰島素，這類型病人從小即

有良好血糖自我監測訓練，非常清楚如何精確調整自己的藥物。第二型糖尿病病人通常為青壯年發病，發病初期通常無症狀，因此容易忽略糖尿病的嚴重性，然而長時間血糖控制不良則會產生各類嚴重併發症。妊娠性糖尿病除血糖問題外，亦需注意女性勞工母性健康保護。甲狀腺疾病及其他內分泌系統疾病若控制良好，則大多可正常工作，然根據不同疾病還是需依個別化討論。

給勞工朋友的小貼士

1. 糖尿病不是一個可怕的疾病，配合醫囑好好控制血糖，可以減少許多未來可能產生的併發症。
2. 熟知自我血糖監測之重要性，學習辨識和處理低血糖急症。
3. 如罹患嚴重內分泌系統疾病，應確實告知職護或主管，提供臨場服務醫師復配工的依據，避免危害。

給醫護同仁的小貼士

1. 瞭解高血糖、低血糖急症之症狀，若有發現此類病症，應立刻轉送至附近醫院急診。
2. 定期安排講座，讓員工瞭解常見內分泌疾病，提升健康識能和健康賦權，強調疾病控制是為了雙贏。
3. 代謝症候群若無積極飲食、生活習慣控制更容易進展成高血壓、高血脂及糖尿病，心血管疾病風險亦比一般人高出許多，需要更密切追蹤。
4. 注意員工隱私，同時避免疾病標籤化及污名化。

案例回顧

　　這次臨場服務時職護安排了臨場服務醫師、主管與小惠一起參與，臨場服務醫師簡短扼要地對小惠衛教關於糖尿病的自我照護、併發症及血糖監測的重要性。小惠這才明白，原來不是沒有不舒服就不需要治療，雖然薪水重要，但身體健康更重要，於是便同意臨場服務醫師配工，暫時停止夜班工作，改為白班工作並且安排了門診回診，積極控制血糖、血壓及血脂肪。

相關法規簡介

1. 道路交通安全規則（節錄第 64-1 條）：年滿六十歲職業駕駛人，應每年至中央衛生主管機關評鑑合格醫院做體格檢查一次，並經醫師判定無下列任一疾病：（二）患有糖尿病且血糖無法控制良好。

2. 重體力勞動作業勞工保護措施標準第 2 條：
本標準所定重體力勞動作業，指下列作業：一、以人力搬運或揹負重量在四十公斤以上物體之作業。二、以站立姿勢從事伐木作業。三、以手工具或動力手工具從事鑽岩、挖掘等作業。四、坑內人力搬運作業。五、從事薄板壓延加工，其重量在二十公斤以上之人力搬運作業及壓延後之人力剝離作業。六、以四點五公斤以上之鎚及動力手工具從事敲擊等作業。七、站立以鏟或其他器皿裝盛五公斤以上物體做投入與出料或類似之作業。八、站立以金屬棒從事熔融金屬熔液之攪拌、除渣作業。九、站立以壓床或氣鎚等從事十公斤以上物體之鍛造加工作業，且鍛造物必須以人力固定搬運者。

十、鑄造時雙人以器皿裝盛熔液其總重量在八十公斤以上或單人掐金屬熔液之澆鑄作業。十一、以人力拌合混凝土之作業。十二、以人工拉力達四十公斤以上之纜索拉線作業。十三、其他中央主管機關指定之作業。

參考文獻

全國法規資料庫

Young J., Diabetes shift work and employment. MFOM dissertation, 2009.

American Diabetes Association. Hypoglycaemia and employment/licensure. Diabetes Care 2011; 34 (Suppl. 1): S82-S86 .

Vetter C, Dashti HS, Lane JM, Anderson SG, Schernhammer ES, Rutter MK, Saxena R, Scheer FAJL. Night Shift Work, Genetic Risk, and Type 2 Diabetes in the UK Biobank. Diabetes Care. 2018 Apr; 41(4):762-769. doi: 10.2337/dc17-1933. Epub 2018 Feb 12. PMID: 29440150; PMCID: PMC5860836.

Åkerstedt T, Narusyte J, Svedberg P. Night work, mortality, and the link to occupational group and sex. Scand J Work Environ Health. 2020 Sep 1; 46(5):508-515. doi: 10.5271/sjweh.3892. Epub 2020 Apr 9. PMID: 32270204; PMCID: PMC7737802.

Cheng M, He H, Wang D, Xu L, Wang B, Ho KM, Chen W. Shift work and ischaemic heart disease: meta-analysis and dose-response relationship. Occup Med (Lond). 2019 May 25; 69(3):182-188. doi: 10.1093/occmed/kqz020. PMID: 30923828.

Torquati L, Mielke GI, Brown WJ, Kolbe-Alexander T. Shift work and the risk of cardiovascular disease. A systematic review and meta-analysis including dose-response relationship. Scand J Work Environ Health. 2018 May 1; 44(3):229-238. doi: 10.5271/sjweh.3700. Epub 2017 Dec 16. PMID: 29247501.

MDGuidelines®

15 血液系統疾病

作者：詹毓哲、陳羿蒽
編輯：蘇致軒、郭哲宇

生活化案例分享

　　小陳從事目前的工作已經三年了，雖然是體力活，需要在賣場幫忙搬貨跟補貨，有時候還需要爬上爬下，但終歸是穩定的工作。最近開始出現肚子痛的症狀，大便竟然黑得像瀝青一樣。肚子實在痛得受不了，搬東西又覺得好累，不像以前可以一次搬三、四箱，只好去看醫師。做完胃鏡，醫師竟然說疑似有地中海貧血、缺鐵性貧血或出血性貧血。小陳還能負荷原本的工作嗎？要怎麼調整工作比較恰當？

疾病簡述

　　血液系統疾病包含紅血球、白血球、血小板與凝血功能異常等問題。僅有少數血液系統疾病是因為職業因素所導致或加劇的。部分血液系統疾病會影響勞工工作上的體能。輕微的血液系統異常（如：缺鐵性貧血、使用抗凝血劑等）並不少見，但對就業可能僅有輕微影響；相對的，基因異常或惡性的血液疾病較為少見，但也較為複雜且易影響工作。儘管惡性血液疾病在治療期間與早期恢復期時工作體能可能受到嚴重影響，隨著現代治療這些疾病的醫學進步，存活下來與回歸工作的人也逐漸增加，因此這些人的復配工就顯得更為重要。

紅血球病變

貧血為常見的紅血球病變。貧血為血液中紅血球細胞濃度不足、血色素降低或血液稀薄的狀態。一般情況下，男性血色素濃度低於 13.5 g/dl、女性低於 12 g/dl 即表示有貧血狀況。貧血可能導致的症狀從無症狀到頭暈、疲倦、心悸、心跳加快、活動性喘等。常見的貧血類型包含：出血性貧血、溶血性貧血、缺鐵性貧血、地中海貧血、葉酸缺乏或維他命 B12 缺乏、惡性貧血、再生不良性貧血、慢性發炎或慢性疾病（如慢性腎臟病）所導致之貧血。

1. 缺鐵性貧血

鐵質不足所引起之貧血。可能源自於鐵質攝取缺乏或流失過多。需注意是否有因胃潰瘍、癌症、痔瘡等原因導致之出血。女性尚須注意是否有子宮肌瘤或子宮癌症。缺鐵性貧血很少對身體造成重大危害，但若貧血情況加劇又長期未接受治療，可能導致日常生活功能受限或影響職場表現。可口服鐵劑、食用鐵質豐富食物（如：豬肝、紅肉、文蛤、魚乾……等）。

2. 地中海貧血

地中海貧血屬於染色體變異所導致之遺傳性疾病。患者紅血球壽命與常人相比較短。地中海貧血可分成 α 與 β 型，且可分為隱性、輕度、重度，若為重度地中海貧血甚至需要定期輸血。平時治療視症狀嚴重度輸血、補充葉酸，須注意鐵質沉積問題，若需要時可以使用鐵螯合劑。地中海貧血患者建議生育前須做遺傳諮詢及產前檢查，以避免產下重度地中海貧血的下一代。

3. 溶血性貧血

紅血球在人體血管或組織內破壞過多導致貧血。可分為先天性或後天性。先天性可能為自我免疫所導致。後天性可能為服用藥物或

特殊疾病、感染症所導致。除一般貧血症狀外，還會有黃疸（眼白變黃、皮膚變黃）、茶色尿等。建議就診查明原因並治療。

4. 出血性貧血

體內或體外大量出血導致貧血。可能導致的原因包含腸胃道出血、罹患腸胃道癌症或女性經血過多等，長期可能演變成慢性出血性貧血。

5. 葉酸或維他命 B12 缺乏

是一種營養失調性貧血，可能因為攝取不足、吸收不良、利用障礙或使用特殊藥物導致葉酸或維他命 B12 缺乏造成巨球性貧血。常見於年紀大、胃部手術病患、飲酒過量、素食者。

6. 慢性發炎或慢性疾病

慢性感染症（如：肺結核、慢性肝炎等）、慢性腎臟病、癌症或血液疾病等也常導致貧血。

凝血功能異常

常見凝血功能異常包含使用抗凝血藥物、血友病、血栓體質。

惡性血液系統疾病

惡性血液系統疾病包含急性、慢性骨髓性或淋巴性白血病、多發性骨髓瘤、淋巴癌、骨髓增生不良症候群等。

血液系統疾病相關工作能力評估：風險、體能、耐受性

風險

1. 依據 *Fitness for work* 之建議，貧血患者經由適當治療、衛教與定期醫療追蹤，其工作表現與正常同仁無異（建議血色素濃度維持 12 g/dl 以上為宜）。而慢性貧血因長期代償，在活動耐受性較急性貧血為佳。然而隨貧血嚴重程度加劇，會更容易產生頭暈、活動耐受性下降等狀況，當血色素濃度下降到 7 g/dl 以下時更為明顯。當功能受限產生就需要適性調整配工。

　建議血色素濃度下降到 9 g/dl 以下時，應考慮避免以下工作及職業：

要注意避免以下工作

- 重體力勞動作業：有攀爬需求、抬舉搬運之作業。
- 感染風險高作業：尤其是合併糖尿病、骨髓移植與脾臟腫大之個案。
- 作業周遭有未設有保護裝置的機械。
- 異常氣壓作業。
- 高溫作業：容易導致脫水。
- 低溫作業。
- 長時間單獨作業。

避免特定職業

- 根據歐洲飛航安全局（European Aviation Safety Agency, EASA）的 Rules for Medical Requirement，機組員如有罹患血液系統疾病須經航空醫學評估是否適任。如有血栓體質，建議避免成為航空機組員。

■ 根據美國聯邦航空總署（Federal Aviation Administration, FAA）的 Guide for Aviation Medical Examiners，貧血或慢性腎臟病合併血色素濃度低於 10 g/dl 時，須經航空醫學評估是否適任。

根據勞工健康保護規則第 23 條第 1 項第一款建議，附表十二中針對貧血患者，如控制不良宜考量為不適合從事之作業包含：

- 游離輻射作業
- 異常氣壓作業
- 高架作業
- 鉛作業
- 四烷基鉛作業
- 重體力勞動作業
- 苯及苯之衍生物之作業
- 砷及其化合物之作業
- 硝基乙二醇之作業
- 苯之硝基醯胺之作業
- 1,3- 丁二烯之作業

2. 凝血功能異常一般在控制良好的情況下不影響工作。如果控制不良需考慮避免以下工作及職業：

要注意避免以下工作

- 重體力勞動作業
- 游離輻射作業
- 有高風險割傷或外傷的工作

避免特定職業

- 根據歐洲飛航安全局的 Rules for Medical Requirement 與美

國聯邦航空總署的 Guide for Aviation Medical Examiners，機組員如有凝血功能異常須經航空醫學評估是否適任。如有血栓體質，應避免成為航空機組員。

3. 惡性血液疾病一般在疾病急性期與治療期間常無法工作。回到工作須考慮避免以下工作及職業。

要注意避免以下工作

- 暴露於高度感染性疾病風險之作業

避免特定職業

- 根據歐洲飛航安全局的 Rules for Medical Requirement 與美國聯邦航空總署的 Guide for Aviation Medical Examiners，機組員如有白血病須經航空醫學評估是否適任。

體能

1. 依據 *Fitness for work* 之建議，貧血患者經由適當治療、衛教及定期醫療追蹤，其功能表現與正常人無異。原則上體能不受影響，也沒有工作限制的必要（建議血色素濃度維持 12 g/dl 以上為宜）。但若隨貧血程度加劇、頭暈、體能下降、易受感染等情形可能受到影響，此時便需給予適性的工作限制，避免增加個案及職業場所的安全風險。

2. 凝血功能異常獲得控制後一般不影響工作體能。然而凝血功能異常導致的關節炎、栓塞後導致體能下降、心肺功能下降、與栓塞之肢體活動異常等可能會影響工作體能，需適當地調整工作。且如果勞工從事靜態工作，應鼓勵勞工多活動。

3. 惡性血液疾病一般在疾病急性期與治療期間常無法工作。在疾病得到控制之後，需要一段時間的復健期才能重回工作崗位。

耐受性

　　血液系統疾病個案復工必須考慮一些主觀因素，包含對疾病的認知、診斷、治療方式的選擇與治療順從性等。另外個案生理狀況之掌握以及家庭支持、經濟狀況、調整後之業務是否可以勝任、新職位的薪水待遇是否有誘因等，這些因素非屬醫師專業評估失能之理由，僅屬患者之意願，但亦須納入復配工的整體考量。

復工時間

　　根據 *The Medical Disability Advisor* 及 *MDGuidelines* 之建議，原則上在有效治療及控制下，貧血患者與凝血功能異常者沒有失能情形，復工所需的失能期間反映的是症狀發生速度、嚴重度、年齡、全身健康狀態、酒精使用與否、治療方式與個案接受治療的順從性等。以下為參考 *MDGuidelines* 建議的合理休養天數。

貧血患者	最少	最適	最多
靜態作業	3 天	10 天	21 天
輕量作業	3 天	10 天	21 天
中度作業	5 天	14 天	21 天
重度作業	7 天	14 天	28 天
極重度作業	7 天	14 天	28 天
血友病患者	最少	最適	最多
所有作業	7 天	14 天	28 天

　　惡性血液疾病則會因為疾病嚴重程度與進行的治療影響工作，復工所需的失能期間與疾病種類、嚴重度、治療選擇、治療反應、治療

相關副作用、疾病影響範圍、感染症產生與否、年齡、營養狀況、全身健康狀態等相關。一般靜態作業建議的休養時間最少為 28 天，最適為 42 天，最多為 56 天。如果是重度作業，最少為 70 天，最適為 98 天，最多為 168 天。

惡性血液疾病	最少	最適	最多
靜態作業	28 天	42 天	56 天
輕量作業	42 天	56 天	70 天
中度作業	56 天	70 天	84 天
重度作業	70 天	84 天	168 天
極重度作業	70 天	98 天	168 天

安排復配工所需資料／條件

1. 整體情況：本案例為有配工需求的貧血勞工，需先詳細瞭解「疾病面」，包含過往之病史，地中海型貧血、缺鐵性貧血、發作時間、大便顏色、合併症狀、最近腸胃出血發作日期等，以及「個人面」（酒精濫用／戒斷、其他慢性疾病、其他用藥）等情形。

2. 完整處方及治療方式：針對血液疾病曾接受或治療中的完整藥物史，以及產生之相關副作用。

3. 工作內容：作業類型、每日工時、輪班／夜班需求、加班時數、過負荷量表、自駕通勤需求。

蒐集上述資料後，再依風險、體能及耐受性三個面向進行評估。

工作建議及注意事項

1. 彈性工作安排

2. 部分工時工作

3. 彈性工時

4. 最少的夜班與輪班工作

5. 鼓勵增加休息時間與工作協調，以利維持專注度。

6. 正向態度支持員工有助於恢復正常工作

7. 減少非常重體力的工作

8. 適當允許在家工作

9. 如因血液系統疾病導致個案免疫力降低或改變，須注意工作中可能增加血液或其他傳染途徑的作業風險。

10. 如為機組人員，須經相關專業醫事人員評估是否適任。

虛擬案例解析

虛擬案例之勞工基本資料

年齡	30
性別	男性
事業單位	批發零售業
事業分類	第二類事業單位
工作狀態	已於單位工作約三年
輪班／加班	日班
工作描述	零售業前場補貨部門工作人員。負責搬貨、補貨等作業。偶爾須使用合梯爬高，最高高度約三米。

虛擬案例之內容描述

　　30 歲男性，無其他過去病史。任職於零售業補貨部門，平常工作內容為零售架上之搬貨、補貨。偶爾須使用合梯爬高，最高作業高度約三米。108 年 6 月開始陸陸續續解出黑色稀糊大便，且偶爾上腹疼痛。工作常感到疲倦無力，且偶有活動性喘的症狀。因此前往醫院評估。評估後發現嚴重小球性貧血（血色素 Hemoglobin：7.2g/dl，平均紅血球體積 MCV：69.9fL）。之後接受上消化道內視鏡檢查發現有十二指腸潰瘍。因上述狀況於臨場健康服務時進行工作適性評估。

虛擬案例之工作能力評估

面向	因應	評估
風險 （Risk）	工作禁止	1. 重體力勞動作業：應禁止抬舉搬運單次 20 公斤以上的動作。 2. 長時間單獨作業。
體能 （Capacity）	工作限制	1. 高架補貨作業：爬梯作業應依照個案之體能狀況給予工作限制，且安排人員陪同作業。 2. 低溫作業：溫差變化且自主神經調節受限，應盡量避免，或給予適當的保暖用具，確保個案安全性。 3. 其餘一般作業原則上不受影響，惟需持續追蹤是否有頭暈、活動性喘等症狀，若有上述症狀應採工作限制。
耐受性 （Tolerance）		考量個案意願，個案希望留在原單位從事原來工作。
總結		面談建議個案應盡速就醫，到住家附近血液腫瘤科追蹤複檢，行健康管理，應持續追蹤是否有頭暈、活動性喘氣的症狀，若有症狀或是血色素下降到 9 g/dl 以下，應採工作限制。 1. 重體力勞動作業：應禁止抬舉搬運單次 20 公斤以上的動作。 2. 長時間單獨作業：至少 2 人為一組出勤，使個案能避免爬高、單獨作業。 3. 高架補貨作業：爬梯動作符合體能上的工作限制，尤其是使用合梯更應注意。 4. 低溫作業：溫差變化加上自主神經調節受損，應確保個案執行作業的安全，必要時給予適當的保暖用具。 應讓個案先行瞭解貧血疾患的工作風險，如個案希望維持原工作，則簽署維持原工作同意書。

血液系統疾病復配工流程圖

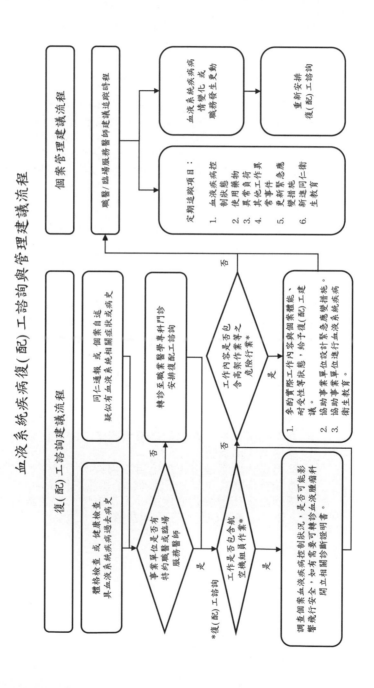

血液系統疾病復(配)工諮詢與管理建議流程

寫給雇主：血液系統疾病復配工管理方法

1. 貧血與凝血功能異常患者經由適當治療、衛教與定期醫療追蹤，其工作表現與正常同仁無異。
2. 惡性血液系統疾病需依照病患疾病嚴重程度、治療方式、個體健康狀況等調整復配工。
3. 須注意高架作業、重體力勞動作業、長時間單獨作業對血液系統疾病之影響與工作上之調整。
4. 需評估是否為易受感染之工作。如為易受感染作業，應調整工作避免感染。
5. 如有血液疾病，且有航空機組員之職業需求，應經相關專業醫事人員評估是否適合。

結語

隨著職安法雇主責任日漸被重視，復配工評估的需求及專業度都有往上提升的趨勢。本章以貧血患者為例，討論血液相關疾病職場的復配工。血液疾病原則上經妥善治療後不影響一般工作。惟須注意疾病狀態控制不良或體能下降之個案，高架作業、重體力勞動作業、長時間單獨作業等工作，可能需要避免或給予工作限制。另外航空機組員相關規定有提及，不得有足以影響安全執行職務之局部性或全身性淋巴腫大、脾腫大或有血液疾病，此部分須經相關專業醫事人員評估，如有需要可以轉介職業醫學專科醫師評估。

給勞工朋友的小貼士

1. 貧血與凝血功能異常需固定追蹤與配合治療。如經適當治

療，不影響一般工作表現，可正常工作。

2. 須注意高架作業、重體力勞動作業、長時間單獨作業對血液系統疾病的影響與工作上的調整。

3. 如有易受感染作業，應與雇主討論調整工作避免感染。

4. 如有惡性血液疾病宜與醫師討論後續治療，並與職業醫學科醫師或臨場服務醫師討論休息時間與後續復工之工作調整。

5. 如有航空機組員職業需求但有血液相關疾病，宜經相關專業醫事人員評估是否適合。

給醫護同仁的小貼士

1. 貧血與凝血功能異常患者經由適當治療、衛教與定期醫療追蹤，其工作表現與正常勞工無異。

2. 須注意一般建議血色素維持 12 g/dl，如果貧血程度較為嚴重（血色素低於 9 g/dl 或甚至低於 7 g/dl）須注意調整工作，避免重體力勞動作業、長時間單獨作業等工作。

3. 惡性血液疾病需依照疾病嚴重程度、個人健康狀況、治療方式等評估勞工所需休息時間與後續復配工。

4. 如有血液疾病患者須擔任航空機組員，請審慎評估或轉介相關醫療專業人員（如職業醫學科專科醫師）評估。

案例回顧

小陳因消化道出血，最近尚在門診追蹤治療中。建議這段期間避免高架作業、長時間獨立作業、重體力勞動作業等高危險性作業。另外應持續追蹤治療。如果貧血狀況控制良好，應不影響一般作業，此時可提出改善後之報告，與雇主重新討論是否調整工作內容。

相關法規簡介

1. 勞工健康保護規則第 23 條第 1 項，雇主於勞工經體格檢查、健康檢查或健康追蹤檢查後，應採取下列措施：參採醫師依附表十二規定之建議，告知勞工，並適當配置勞工於工作場所作業。
2. 航空人員體格檢查標準第 19 條第 12 款，不得有足以影響安全執行職務之局部性或全身性淋巴腺腫大、脾腫大或有血液疾病。

參考文獻

勞工健康保護規則

航空人員體格檢查標準

歐洲飛航安全局醫療相關要求規則（European Aviation Safety Agency, Rules for Medical Requirement）

美國聯邦航空總署的航空醫學檢查指引（Federal Aviation Administration, Guide for Aviation Medical Examiners）

MDGuidelines®, accessed from https://www.mdguidelines.com/

Robin A. F. Cox, Felicity Edwards, Keith Palmer, Fitness for work 5th ed., Oxford University Press. 2013.

Talmage JB, Melhorn JM, Hyman MH. AMA Guide to the Evaluation of Work Ability and Return to Work, 2nd ed. American Medical Association. 2011.

16
腎臟及泌尿系統疾病

作者：郭亭均、楊翰選、林宇力
編輯：林家仔、陳羿蒽

生活化案例分享

40 歲的江先生三年半前努力應徵上知名科技業的工程師職位，工作半年後醫師卻宣告慢性腎臟病已進展至末期，討論後選擇以腹膜透析的方式延續腎臟應有功能。近幾個月單位業務不斷擴增，每天需要洗腎的江先生，還能夠繼續正常工作嗎？職場上又該注意什麼呢？

疾病簡述

慢性腎臟病

簡介：臺灣慢性腎臟病年齡層落於 45 至 64 歲，是主要社會勞動力人口，最常見的病因為糖尿病引起之腎病變。當疾病演進為末期腎臟病，或者臨床症狀惡化，則需要評估腎臟替代療法的介入，包括換腎、血液透析及腹膜透析。根據臺灣 107 年的統計，透析盛行率為 84,615 人，男性較多，新個案開始透析年齡平均為 67.3 歲，其中血液透析者為 68.4 歲，腹膜透析者為 57.1 歲。至於腎臟移植，等候時間逐年增加至 6.1 年，移植比率逐年下降至 4.1%。

高風險族群：糖尿病（無論第一、二型）、高血壓、心血管疾病、

全身系統性疾病、泌尿系統結構異常（尿路結石、攝護腺肥大等）、腎臟疾病家族史、長期服用中草藥或消炎止痛藥者。

　　症狀與併發症：早期腎臟病時常以無症狀表現，可能合併尿液檢查異常（蛋白尿、血尿、肌酐酸異常）或三高，若能將三高控制良好，可延緩腎臟病進程。晚期併發症則包括心血管疾病、視網膜病變、神經病變等。慢性腎臟病患者的心血管風險，相較於正常人高出許多倍，須格外小心。

其他泌尿道疾病

　　較常見者為泌尿道結石，臺灣盛行率大約 10%，好發於 30 至 50 歲男性，具有高復發率，不僅造成疼痛、血尿等症狀，也影響到病患的日常工作。在夏天以及初冬屬於好發季節，可能與水分補充不足有關。

腎臟疾病及泌尿系統疾病個案之工作能力評估

就業之影響

　　慢性腎臟病：患者心理與生理都承受極大的壓力，壓力源之一為經濟來源。許多慢性腎臟病或透析個案面臨失業的問題，因素包括競爭力不足、工時受限，以及雇主對於腎病的態度與理解程度。腹膜透析相較於血液透析保留較彈性的時間與空間，受僱比例也較高。根據 *Fitness for Work* 第五版所述，一份荷蘭 864 人的研究顯示，腹膜透析患者約有 36% 的受僱比例，相較於血液透析患者僅 16%。選擇自主性高的腹膜透析、視情況做工作時間與內容的調整、以及加強雇主對於末期腎臟病的理解，將有助於提升腎友的就業率，減輕經濟負擔。

　　泌尿道疾病：以最常見的泌尿道結石為例，高溫環境、長時間無

法補充水分之職業、戶外工作等皆可能造成尿路結石復發。在此類個案身上須特別注意相關工作內容與水分的適時補充。

針對慢性腎臟病勞工，接受不同腎臟替代療法之比較：

1. 血液透析與腹膜透析比較：此兩種方法為目前大宗。

	腹膜透析	血液透析
通路	腹膜透析導管（腹部）	動靜脈廔管（手臂）。
方法	腹膜透析管行體內透析，免扎針	體外透析，每次須扎兩針。
時間	●CAPD（手動）：每日 4-5 次換液，每次約 20-30 分鐘。 ●APD（自動）：每日一次，邊睡邊治療，醒來即完成洗腎。	每週二到三次，每次約費時 4-6 小時，以及往返透析中心之交通時間。
場所	家中或任何適合換液的場所	醫院或透析診所
執行者	自己或照顧者	護理人員
血壓	持續慢慢脫水，血壓平穩	透析前後血壓差異大，可能會有頭暈、疲倦等不適感。
生活品質	可自行調配換液時間	時間與地點受限於醫院（居家血液透析正快速發展中，未來此限制可能會改善）。
工作影響	●不宜提重物或做會使腹內壓上升的動作，可能造成疝氣或是透析液滲漏。 ●透析時間彈性，且可自行操作，因此就業比例高於血液透析患者。	●動靜脈廔管側的手臂不宜提重物（5-8 公斤以下）。 ●須避免容易造成管路感染、受壓之作業。 ●須頻繁往返醫療院所，可能影響工作時間。 ●透析前後血壓變化大，洗後可能出現頭暈、疲倦等症狀，增加部分作業如高架作業之風險。

2. 腎臟移植：臺灣腎臟移植手術成功率高，且移植後僅須長期服用免疫抑制藥物避免排斥反應，及小心免疫力低下造成的感染，在工作選擇上的限制近乎與正常人無異，就業比例也遠高於透析患者。

腎臟及泌尿系統疾病相關工作能力評估：風險、體能、耐受性

風險

為盡可能保留殘餘腎功能，須盡量避免對腎臟有害之金屬及化學暴露，如鉛、鈹、錳、汞作業、四烷基鉛、三氯乙烯、四氯乙烯、二甲基甲醯胺、3,3- 二氯聯苯胺及其鹽類、聯苯胺及其鹽類與 β 萘胺及其鹽類、脂肪族鹵化碳氫化合物、二硫化碳、醇及酮。

體能

無論是腹膜透析或是血液透析，皆有透析管路位於腹部或是手臂，因此須避免該區域負重以及增加感染機會之作業。高溫環境可能造成快速水分流失及隨之而來的低血壓，因此也較不適宜。長時間或遠距離的運輸作業，可能造成洗腎時間與地點難以配合。另外，針對腹膜透析患者，安全帶也可能造成腹膜透析管路的磨損、感染，交通安全之於疾病感染風險，兩者也需權衡考量。洗腎個案常見的貧血問題，或是透析後的血壓變化，也可能造成疲勞、體力無法負荷等問題。

耐受性

　　個案對於腎臟疾病的認知與就醫順從性越高，越可以減緩疾病惡化的速度。另外需參酌個案照顧傷口的能力、家庭支持系統、可能存在之感染風險、往返職場與透析場所的交通接送等。醫護人員也需瞭解個案選擇透析方式的原因、職場對於個案就醫的配合度，以及是否存在職場歧視問題等，以上都可能影響個案的就業率以及工作選擇。

　　根據 *Fitness for work* 第五版建議，慢性腎臟病個案適宜／不適宜之工作種類如下：

	工作種類
不適宜	軍人、暴露在易造成腎損傷之化學物質、建築工地（或其他需負重之職業）、潛水員、消防員、熔煉（或其他高溫環境之職業）、礦業（或其他地下作業）、輪班工作（尤其透析患者）、運輸（長時間遠距離）、高架作業
相對不適宜	餐飲業、農業、園藝、機械維修、印刷、焊接、廢棄物清除
適宜	會計、行政文書、運輸（非長時間、遠距離）、簡單組裝、醫療人員、接待、銷售員、教師……等。

安排復配工所需資料／條件

1. 整體情況：疾病診斷書、近期回診及檢驗結果（包含血糖、血紅素、腎功能檢查等）、透析種類、透析時間、自覺症狀等。

2. 完整處方用藥及治療方式：記錄過去、現在，與未來預計接受之治療方式。

3. 工作內容：記錄工作型態、工時，是否有負重、暴露於易造成腎損傷之化學物質、高溫、易感染之工作場域、外傷危險性高之作業等。

工作建議及注意事項

1. 評估工作時須考量慢性腎臟病本身及治療方式、併發症及共病症嚴重度（如貧血、視網膜病變、心血管疾病等），總括來說宜避免暴露在易造成腎損傷之化學物質、高溫、高架等作業，若有透析管路，宜避免負重及容易造成管路感染之作業。
2. 彈性的工作安排及彈性工時，使勞工能夠配合治療時間。

虛擬案例解析：慢性腎臟病之配工

虛擬案例之勞工基本資料

年齡	40
性別	男
事業單位	製造業
事業分類	第一類事業單位
工作狀態	已於單位工作約 3 年半
輪班／加班	日班／大夜班，需輪班
工作描述	廠務相關工作，包含工作現場巡檢及應急處理

虛擬案例之內容描述

　　40 歲男性，高科技製造業之廠務助理工程師，有高血壓病史及末期腎臟病，已接受腹膜透析三年，每日四次。諮詢時一年內之實驗室檢查發現貧血（Hb: 8.8 g/dL）及腎功能異常（BUN: 65 mg/dL, Cre: 19.67 mg/dL），目前血壓控制良好。目前年資三年半，近幾個月因業務不斷增加感到壓力，調整現工作內容為：（1）系統巡檢抄表及設

備運轉操作、（2）執行資源供應及化學品用量統計分析、（3）LOW
END 工作執行及作業環境 6S、（4）各單位反應事項應急處理。廠護
安排配工會議，諮詢腹膜透析個案之職場注意事項、需避免的工作類
型，駕車相關議題，以及個案是否可輪班工作。

虛擬案例之工作能力評估

面向	因應	評估
風險 （Risk）	工作禁止	1. 高溫作業、低溫作業。 2. 為保護殘餘腎功能，避免暴露於具有易造成腎損傷之危害性化學品的環境，且應於適當防護下作業。 3. 高架作業。 4. 重體力勞動作業。
體能 （Capacity）	工作限制	須同時考量個案透析情況、併發症、共病症等： 1. 腹膜透析：存有腹部透析管，建議限制從事中度以上負荷作業，遠距離、長時間之運輸工作或出差工作也建議根據個案體能狀態給予適當限制。 2. 貧血、高血壓：建議限制個案長時間單獨作業，至少 2 人為一組出勤。 3. 慢性腎臟病個案需注意預防感染，建議限制在無法避免之高感染風險作業環境下工作。 4. 慢性腎臟病患常伴隨心血管系統的問題，如有類似狀況，建議同時參考心血管系統章節的建議。

耐受性 （Tolerance）		1. 個案須腹膜透析一日四次，因此輪班工作是否能與透析時間相互配合、工作場所是否有適合進行腹膜透析換液的環境、個案對於腹膜透析管路以及傷口的照顧能力是否充足，為配工之重要考量。 2. 末期腎臟病人常見貧血及高血壓問題，建議個案應與長期看診之腎臟科醫師討論用藥，注意個案就醫及服藥的順從性，並密切觀察個案是否能與廠內安全與醫護人員據實討論自身健康狀況。 3. 仔細觀察個案所屬工作環境對於末期腎病變是否有職場歧視的疑慮，包含錯誤的疾病認知、薪資差距、請假程序、升遷機會，以及人道協助等重要環節。
總結		• 個案工作內容無高溫、低溫作業、高架作業等，但須執行資源供應及化學品用量統計分析，建議事業單位針對各作業環境執行環境監測，確認是否有易造成腎損傷之化學物質，以盡可能保留殘餘腎功能。 • 輪班作業時間以及環境若能配合每日三次的腹膜透析時間，則無須特別禁止。 • 考量體力負荷、透析時間、貧血等問題，盡量避免遠距離長時間的運輸工作及長時間單獨作業。 • 依照上述分析，個案應可維持原工作內容，但仍須密切觀察個案的體能適應狀況與耐受性。

腎臟疾病及泌尿系統疾病復配工流程圖

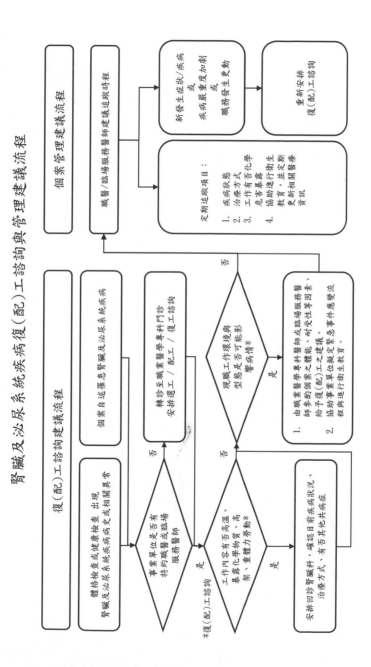

寫給雇主：腎臟及泌尿系統疾病復配工管理方法

1. 做好配工後續追蹤：如個案維持原工作內容，事業單位需確認是否有易造成腎損傷的化學物質，施行安全教育訓練時予以考核，確認個案完全理解事業單位的安全規範。盡量安排與同事共同作業，在個案透析時間能相互接替工作，緊急事件發生時也能及時處理。

2. 緊急事件處理流程：緊急事件發生時，可向常一起共事的同事說明其罹病狀態，並告知工作中可能出現疲勞、體力不濟之情形，請對方適時提供協助、送醫。

3. 教育訓練：讓個案定期接受公司的安全衛生教育訓練，並輔以書面安全規範。

4. 公司應追蹤管理的資料：定期追蹤，除事業單位提供的健康檢查之外，至少每三個月讓個案至腎臟科回診，並比對每次檢查報告的變化。

結語

　　臺灣透析盛行率高，慢性腎臟病通常始於中壯年時期，對職涯有莫大影響。個案因疾病及透析治療產生自我價值低下、雇主對於個案工作能力與工時限制存疑等問題，造成透析個案的失業率高居不下。本章整理國內外最新文獻，簡介慢性腎臟病及其治療選擇的比較，並提出針對慢性腎臟病個案之復配工建議，期許消弭職場對於慢性腎臟病的誤解，並使個案在職場上找到適合自己的工作機會。

給勞工朋友的小貼士

1. 洗腎仍可以正常工作，建議請身旁朋友一起認識腎臟病。
2. 如腎臟功能出現異常，積極治療與追蹤才能有效避免疾病惡化。
3. 洗腎的目的是維持生活品質，不是造成腎臟功能惡化的原因。

給醫護同仁的小貼士

1. 應同時注意洗腎容易併發的疾病及共病，如貧血、心血管疾病、糖尿病、視網膜病變等。
2. 討論腎臟疾病個案的復配工時，可一併處理過負荷、人因危害評估，都是常見同時發生的問題。

案例回顧

　　個案維持原工作內容，但須盡量避免遠距離長時間的運輸工作及長時間單獨作業，事業單位需確認是否有易造成腎損傷的化學物質。

相關法規簡介

1. 汽車駕駛人及乘客繫安全帶實施及宣導辦法（節錄第五條）：汽車駕駛人、前座或小型車後座乘客有下列情形者，得不適用第三條之規定：一、經醫療機構證明無法繫安全帶者。
2. 道路交通安全規則（節錄第 64-1 條）：年滿六十歲職業駕駛人，應每年至中央衛生主管機關評鑑合格醫院做體格檢查一次，其合格基準除依第 64 條規定外，並經醫師判定符合下列合格基準：四、無下列任一疾病：（一）患有高血壓，經

臨床診斷不足以勝任緊急事故應變，經休息三十分鐘後，平均血壓之收縮壓達 160 毫米汞柱（mm/Hg）或舒張壓達 100 毫米汞柱（mm/Hg）。（二）患有糖尿病且血糖無法控制良好。（三）患有冠狀動脈疾病及其他心臟疾病，經臨床診斷不足以勝任緊急事故應變。（八）患有經常性打呼合併白天嗜睡者，白天嗜睡指數大於 12。但接受多功能睡眠檢查評估治療有效者，不在此限。（慢性腎臟病患者常合併血壓、血糖控制不良及心血管疾病等）

參考文獻

K Palmer, I Brown, J Hobson, Fitness for work: The Medical Aspects, 5th ed. Oxford University Press. 2013.

衛生福利部國民健康署，財團法人國家衛生研究院，臺灣腎臟醫學會。2020 臺灣腎病年報。

陳乃釧、沈仁諒、李之微，〈泌尿道結石之臨床診斷與處置〉，家庭醫學與基層醫療 25.6（2010）：218-225.

汽車駕駛人及乘客繫安全帶實施及宣導辦法，最近一次修正日期：民國 100 年 07 月 30 日

道路交通安全規則。最近一次修正日期：民國 111 年 04 月 01 日。

勞工健康保護規則 附表十二，選配工時宜考量疾病之建議表。修正日期民國 110 年 12 月 22 日。

17
性別差異與孕期工作者

作者：蔡宣致、楊翰選、詹毓哲
編輯：蘇致軒、王淳理、林宇力

生活化案例分享

王女士 36 歲，在醫院急診室擔任護理師工作。今年初次懷孕，屬於高齡產婦，在醫療場所工作需要接觸到病患，擔心在工作中被感染會影響到腹中胎兒的健康，而且高張力的急診室工作環境也暗藏許多危害，這樣的情況下，是不是只能放棄這份熱愛的工作？

女性工作簡述

依據 109 年人力資源調查專題分析，女性勞動力參與率持續上升，101 年首次突破 50%，109 年續升至 51.41%，同年（109）男性勞動力參與率平均為 67.24%，較前一年下降 0.10%。此現象可能歸因於女性教育程度提升及服務業發展，致市場女性勞動力需求增加。

薪資部分，自 104 年始，男、女性工業及服務業受僱每人每月平均薪資皆為上升趨勢，109 年男、女性薪資分別為 58,917 元及 48,807 元，較 108 年分別增加 741 元及 635 元，又以女性薪資增幅較大。

本文探討性別差異與工作之間的關係，因女性在社會上有著較重的家庭參與角色（結婚、懷孕、照顧年幼子女等）。

根據 *Fitness for Work* 第五版所述，英國女性薪資約為男性薪資

的七成八到八成八，女性因疾病離開職場的比例約為 2.9% 相較於男性的 2.1%。男性離職大多為人因工程因素，而女性離職的主因為焦慮、憂鬱。本章蒐集客觀證據，協助事業單位為職場女性工作者適配友善的職場環境。

女性工作者相關工作能力評估：風險、體能、耐受性

職場中的女性工作者泛指育齡期之女性勞工，指具生理週期，且具生育能力之勞工及孕婦、育有年幼子女的婦女及停經後婦女。伴隨女性月經週期而產生的症狀如痛經、經血過多、子宮內膜異位症、經前症候群等皆可能造成配工需要。另停經症候群造成的睡眠剝奪、熱潮紅、注意力無法集中等症狀皆需考慮。以下著重於懷孕部分論述。

風險

懷孕期本身風險

因醫學之進步，女性一般最早可在排卵後七天，藉由偵測尿中絨毛膜促性腺激素（hCG）而測知早期懷孕。懷孕過程中均有流產之風險，又以懷孕初期的風險較高。於尿液中初測得 hCG 時的流產風險為 30%，超音波測得胎心音時為 5%，到懷孕十二週後為 2%。對於多次流產經驗的育齡婦女（指流產超過三次以上），依據 *Fitness for Work* 第五版所述，並無規範不適合從事之作業，惟須**久站一天超過七小時會顯著增加流產風險**。在心理因素層面，我國法律上並無明文規範勞工須向雇主告知懷孕事實，但根據職業安全衛生法第 30 條第 5 項，雇主未經**當事人**告知妊娠或分娩事實而違反相關規定時得免予處罰，代表未告知孕產狀況的勞工，自身權益可能無法得到適當的保護與保障。

工作上暴露之風險危害

1. 根據勞工健康保護規則之附表十二，並無規範懷孕女性應考量之作業別，但站在母性健康保護原則上，若懷孕婦女患有子癲前症應禁止高低溫、異常氣壓、高架作業、鉛作業、重體力勞動作業。

2. 依據職業安全衛生法第 30 條（節錄），雇主不得使妊娠中之女性勞工從事下列危險性或有害性工作：

   - 鉛及其化合物散布場所之工作。
   - 異常氣壓之工作。
   - 處理或暴露於弓形蟲、德國麻疹等影響胎兒健康之工作。
   - 處理或暴露於二硫化碳、三氯乙烯、環氧乙烷、丙烯醯胺、次乙亞胺、砷及其化合物、汞及其無機化合物等，經中央主管機關規定之危害性化學品之工作。
   - 鑿岩機及其他有顯著振動之工作。
   - 一定重量以上之重物處理工作。
   - 有害輻射散布場所之工作。
   - 已熔礦物或礦渣之處理工作。
   - 起重機、人字臂起重桿之運轉工作。
   - 動力捲揚機、動力運搬機及索道之運轉工作。
   - 橡膠化合物及合成樹脂之滾輾工作。
   - 處理或暴露於經中央主管機關規定具有致病或致死之微生物感染風險之工作。
   - 其他經中央主管機關規定之危險性或有害性之工作。

風險說明

1. 物理性危害

   ■ 游離輻射：依據工作場所母性健康保護技術指引，雇主應立即檢討妊娠輻射工作人員的工作條件，使其胚胎或胎兒接受與一般人相同的劑量限度，其限度依「游離輻射防護安全標準」之規定。

   ■ 非游離輻射：電磁波目前於實證上並無明顯證據會造成生殖性危害。

   ■ 電腦螢幕等設備：95 年研究顯示，暴露顯示器螢幕稍微增加（10-20%）流產的風險，但是否為電磁輻射危害仍需探討。

   ■ 極端高溫：懷孕婦女建議避免超過攝氏 38.9 度，以避免增加畸胎風險。

   ■ 電擊：電擊危害在理論上對胎兒是致命的，一般應避免懷孕婦女碰觸。

2. 化學性危害

   ■ 鉛：血中鉛容許濃度可依據母性健康保護危害風險分級參考。

   ■ 麻醉氣體：halothane, isoflurane, nitrous oxide 等麻醉氣體並無研究特別指出會有流產風險。一篇美國研究指出，常執行小兒麻醉術的麻醉科醫師（定義為大於 3/4 時間從事小兒麻醉），因其工作特性較容易暴露於手術麻醉氣體，具有較高的自然流產風險。一氧化氮常用於產房、急診、牙科診間等密閉環境，有些證據顯示，一氧化氮會導致生殖能力受損、增加自然流產機會及嬰兒低體重，但無致畸胎

性。若需長時間暴露於上述環境應保持適當的通風換氣。

- 一氧化碳：一氧化碳為窒息性氣體會與血紅素強烈鍵結，可通過胎盤造成胎兒死亡或畸形。二氯甲烷常用做油漆清除劑，可經由皮膚及肺吸入體內並代謝成一氧化碳。

- 有機溶劑：於實驗室、電子製造業、乾洗業工作的懷孕婦女應減少有機溶劑暴露。

- 化療藥物：於治療劑量下，調配、配置化療藥物可能會增加流產風險。

3. 生物性危害

- 懷孕婦女應避免於開放空間接觸水痘患者。根據英國皇家婦產科學院建議，所謂密切接觸係指於室內接觸超過十五分鐘以上或面對面接觸。孕婦應避免直接接觸德國麻疹（Rubella）、細小病毒（Parovirus）。

- 人畜共通疾病：職業接觸受感染的生肉、未經消毒過的乳製品及處理寵物毛髮或糞便容易受弓形蟲（Toxoplasmosis）、衣原體（Chlamydiosis）、李斯特菌（Listeriosis）感染，經常接觸牲畜的工作者亦有感染貝式考克斯菌（Coxiella burnetii）引起之 Q 熱風險。

4. 人因性危害

- 重勞力工作（抬重物）會增加胎兒低體重及子宮內生長遲滯風險。

- 久站作業會增加早產或子宮內生長遲滯風險。

5. 其他危害

- 職場暴力：職場暴力行為常發生在責任制的工作，如社會工作或醫療業。

- 交通意外事故：在沒有明顯腹部外傷下，交通事故中減速常會導致胎兒死亡。

- 長時間工作些微增加早產風險，但輪班工作並無足夠證據顯示會增加懷孕婦女風險。

6. 釋字第 807 號解釋，勞動基準法第 49 條第 1 項規定限制女性勞工夜間工作形成差別待遇，淪於性別角色窠臼，違反憲法第 7 條保障性別平等意旨，自解釋公布之日起失效。然而根據勞動基準法第 49 條第 3 項，女性若因健康因素及勞動基準法第 49 條第 5 項妊娠、哺乳期，仍不得執行夜間勤務。

7. 女性勞工母性健康保護實施辦法第三條（節錄），事業單位勞工人數在一百人以上者，其勞工於保護期間，從事可能影響胚胎發育、妊娠或哺乳期間之母體及嬰兒健康之下列工作，應實施母性健康保護：

- 具有依國家標準 CNS15030 分類，屬生殖毒性物質第一級、生殖細胞致突變性物質第一級，或其他對哺乳功能有不良影響之化學品。

- 易造成健康危害之工作，包括勞工作業姿勢、人力提舉、搬運、推拉重物、輪班、夜班、單獨工作及工作負荷等。

- 除上述工作型態外，另有證據顯示，噪音及震動工作會造成流產風險。

　＊若事業單位規模未達勞工人數 100 人，雖不適用上述事項，惟仍有女性勞工母性健康保護實施辦法第 4 條及第 5 條之適用，若事業單位依勞工健康保護規則無須配置從事勞工健康服務醫護人員，但於實務上有母性健康保護推動之需求，可逕洽職安署委託辦理之各區勞工健康服務中

心（勞工健康服務全國免付費專線：0800-068580），將有專業人員可提供免費諮詢協助。

8. 生活壓力與懷孕：生活壓力事件易增加精神症狀發生的機會且常會造成無法處理原有的工作壓力，故在一般門診中常建議懷孕婦女於壓力事件發生後休假。

9. 懷孕時交通狀況

　■ 飛航規定：依據國際航空運輸協會（International Air Transporter Association, IATA）建議，懷孕會增加深部靜脈栓塞風險，且長時間飛行會加重深部靜脈栓塞機會。非複雜性單胞胎孕期 36 週後、非複雜性多胞胎孕期 32 週後與複雜性懷孕須經專業航空醫學經驗之醫師評估始可飛行。

　■ 在臺灣依照各航空公司有不同的規定，且須檢附相關醫療證明、適航證明，證明懷孕孕期、單胞胎或多胞胎、預產期、孕婦與胎兒之健康狀況。原則上懷孕 28 週以下無特殊規定。懷孕 28 週至 31 週又六天以內多胞胎孕婦與懷孕 28 週至 35 週又六天以內單胞胎孕婦，須備妥適航申請書、診斷書，由合格婦產科醫師填妥，並經醫務部門審核同意後方可搭機。原則上不接受單胞胎 36 週以上或多胞胎 32 週以上之孕婦與生產後七天內之產婦登機。

產後

1. 依據職業安全衛生法第 30 條（節錄），雇主不得使分娩後未滿一年之女性勞工從事下列危險性或有害性工作：

　■ 鉛及其化合物散布場所之工作。

　■ 鑿岩機及其他有顯著振動之工作。

　■ 一定重量以上之重物處理工作。

■ 其他經中央主管機關規定之危險性或有害性之工作。

2. 另需評估是否有接受過剖腹產，若有則需延至六到八週後使得復工，因抬舉重物或駕車會造成身體上的負荷。

3. 懷孕與哺乳：需先考慮哺乳的次數或時間，工作場所是否有提供哺乳室等設備。工作環境中是否有高脂溶性有機溶劑、多氯聯苯等暴露風險。曾有因接觸氫氟酸而導致嬰兒氟中毒、四氯乙烯造成嬰兒黃膽等事件。甚至在某些工作（軍警等）因工作因素常無法配合固定時間哺乳。

體能

懷孕時

1. 在懷孕初期率先會感覺到倦怠與情緒不穩而影響工作表現，但會隨著孕期發展而漸趨穩定。需注意員工是否有適當的溝通管道。

2. 需考慮女性勞工懷孕時是否有接觸麻疹、德國麻疹等生物性危害之風險。懷孕前應接種麻疹、德國麻疹疫苗。

3. 肌肉骨骼：超過 75% 的婦女在懷孕時會感覺腰痛，在孕期中後期有 20% 會有手部的腕隧道症候群，在第三孕期時甚至會有恥骨聯合處合併骨盆疼痛。

4. 孕期時的症狀影響工作。

隨著孕期造成的體型、生理、活動力減緩，需周全性的評估每一個職場上的風險，但大致需考慮幾個孕期造成的影響：

■ 需要常常去廁所。

■ 頭暈需少量多餐、無法接觸太強烈的味道、易疲倦、對輪班無法負荷。

- 因為體型改變造成容易跌倒，甚至無法穿著原有的防護裝備，若在具風險且侷限的工作環境中，無法從原有逃生出口逃生。

產後

產後六個月後約有 12% 的婦女會有產後憂鬱的狀況，在評估復工時須納入考慮。

耐受性

需考量事業單位是否能配合取消夜班、個案對於夜班加給之依賴程度、家庭支持系統與經濟壓力、宗教因素、母親對於腹中胎兒的重視程度、過去懷胎經驗與疾病史。

產後復工

肌肉骨骼等人因因素、心理情緒層面、嬰兒健康與否，皆是影響復工的重要條件。需很謹慎評估每一個懷孕或產後婦女的狀況，婦女不應因懷孕或生產後在職場上遭受直接或間接的迫害，甚至因此被迫離職。

在工作與生活之間取得平衡（Work-life balance）：根據 *Fitness for Work* 第五版所述，除了工作之外，女性往往被社會或家人賦予及期待更多照顧家庭的責任，因此而產生的壓力影響不亞於工作本身的壓力。這個問題較難透過職業醫學專科醫師的協助獲得解決，但是於復配工時可列入綜合考量。例如階段性復工可以有很大的幫助，產後婦女先上白班，並於四到六週內逐漸恢復正常班。

安排復配工所需資料／條件

1. 整體情況：近期回診及檢驗結果，建議包含身心狀態之診斷、胎兒狀況與母親狀態、新發生之孕期症狀、血壓、血糖、肝、腎功能等，以及是否有其他併發症及共病症。

2. 完整處方用藥及使用方式：注意孕婦是否使用任何藥物。

3. 工作內容：記錄工作型態是否需從事高低溫作業、異常氣壓、高架作業、鉛作業、重體力勞動作業。

工作建議及注意事項

1. 雇主不得使妊娠中與分娩後未滿一年之女性勞工從事礦坑、鉛及其化合物散布場所等之危險性或有害性工作。

2. 雇主仍不得使妊娠或哺乳期間之女工於午後十時至翌晨六時之時間內工作。

3. 應辨識與評估工作場所環境及作業之危害，包含物理性、化學性、生物性、人因性、工作流程及工作型態等。依評估結果區分風險等級，並實施分級管理。

4. 懷孕會增加深部靜脈栓塞風險且長時間飛行會加重深部靜脈栓塞機會，如需搭乘應經醫師評估適當性。

5. 懷孕期間造成的體型、生理、活動力減緩，需周全性評估每一個職場上的風險，並依照孕婦需求調整工作型態。

6. 產後復工需考慮生理、心理狀態，可考慮先上白班，並於四到六周內逐漸恢復正常班。

虛擬案例解析：性別差異與孕期工作之配工

虛擬案例之勞工基本資料

年齡	36
性別	女
事業單位	醫療業
事業分類	第二類事業單位
工作狀態	於同單位工作多年，與同儕相處正常
輪班／加班	日班／小夜班／大夜班，需輪班
工作描述	一般醫療行為、急救、緊急傷患處理

虛擬案例之內容描述

　　36 歲女性，醫院急診部的臨床護理師，初次懷孕，因於醫療場所工作，懷孕前即接種 B 型肝炎、水痘，以及 MMR（麻疹—腮腺炎—德國麻疹）疫苗，具有相關抗體。諮詢時懷孕約 18 週，原工作內容需配合輪班（白班：08:00-16:00 ／小夜班：16:00-24:00 ／大夜班：00:00-08:00），工作中可能暴露化學性危害（化療藥物、其他具生殖毒性之化學品）、物理性危害（X 光機之游離輻射）、生物性危害（針扎造成血液傳染性疾病之感染、飛沫或呼吸道傳染病，或其他接觸性傳染病），人因性危害可能有長時間站立或走動情形，進行注射或其他醫療行為時多在病床邊蹲踞或彎腰，對孕婦來說可能有不良工作姿勢之疑慮。另因個案在節奏緊湊、壓力較大的急診室工作，亦有可能遭受來自病患、家屬的情緒化言語或暴力行為等心理危害。近日單位主管得知個案懷孕的消息，希望安排配工諮詢，調整工作時間及內容，以降低各種工作風險。

虛擬案例之工作能力評估

面向	因應	評估
風險 （Risk）	工作禁止	1. 游離輻射作業 2. 輪班夜間工作 3. 參考工作場所母性健康保護技術指引（第二版）附表三，醫療院所常見的危害性化學品，如化療藥物和其他具生殖毒性、生殖細胞致突變性之藥品，如無法降低個案的暴露風險，應禁止其從事相關作業。 4. 同上，生物病原體如德國麻疹、B型肝炎、C型肝炎、水痘、人類免疫缺乏病毒、肺結核、弓形蟲等，可能會危害母體、胎兒或嬰兒之健康，如個案未具有免疫力，且無法透過工程控制、個人防護具等方法有效降低其感染風險，應禁止相關作業。 5. 禁止重體力勞動作業。
體能 （Capacity）	工作限制	1. 懷孕初期依其體能狀況，或可以蹲踞方式執行藥物注射、抽血等作業，但如個案感到不適，或至懷孕中、後期時，應調整為正常工作姿勢的工作內容。 2. 限制個案搬運中等負載以上重物，包含病患。
耐受性 （Tolerance）		1. 因個人因素無法施打疫苗；或因宗教信仰對疫苗成分有疑慮；或因皮膚疾病無法穿戴手套接觸具接觸傳染病源；或接受B型肝炎疫苗後卻無法產生足夠抗體。 2. 曾經有流產病史或產檢異常等。 3. 單位工作是否能避免調製化療藥物等化學危害物質。
總結		個案原工作內容需輪值夜間工作，單位主管應妥善協助調整工作時間，並限制個案搬運重物。接觸血液疾病及呼吸道傳播疾病須給予妥善防護具。於懷孕初期須確認疫苗注射狀態，懷孕後期須注意人因性危害。另須配合職業安全衛生法等。建議在適當的保護下做工作限制，後續可考慮安排到相對不需要久站久坐之工作，如小兒科的急診區工作等。

孕期與分娩後一年內婦女復配工流程圖

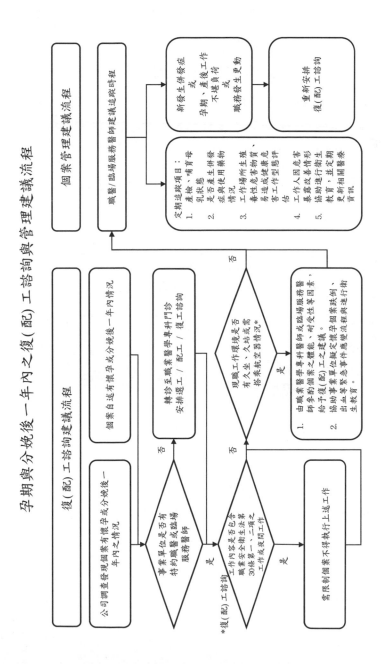

寫給雇主：女性工作者復配工管理方法

1. 根據釋字第 807 號解釋，勞動基準法第 49 條第 1 項規定限制女性勞工夜間工作形成差別待遇，自解釋公布之日起失效。然而根據勞動基準法，女性若因健康因素及妊娠、哺乳期，仍不得執行夜間勤務。
2. 應主動瞭解懷孕勞工工作限制、體能變化、暴露風險。避免產生職場誤解或不法事件。
3. 產後復工需考慮生理、心理狀態，漸進復工。

結語

依照 109 年勞動市場概況統計資料，婦女就業的比例日益升高，在各個工作場域的女性工作者可能面臨相似的備孕、懷孕、哺乳、育兒、及停經等階段出現的問題；在選配工時，須審慎評估如何在工作與生活之間取得平衡。

給勞工朋友的小貼士

1. 女性勞工夜間工作之限制經釋字第 807 號解釋，在一般情況下與男性於夜間工作不再有差別待遇。然而若因健康因素及妊娠、哺乳期，仍應提出且不得執行夜間勤務。
2. 懷孕期間或產後復工如有體力不堪負荷、產檢檢查異常、併發症等狀況，應提出並經適當配工。
3. 孕期如需搭乘航空飛行器，需依照各航空公司經評估後出示相關證明方可搭乘。

給醫護同仁的小貼士

1. 須注意女性工作者在職場上與工作上之弱勢，評估後提供適當工作保護與限制。

2. 須執行職場危害評估，找出可能影響孕期婦女的相關危險因子，並適當限制工作。

3. 應辨識與評估工作場所環境及作業之危害，包含物理性、化學性、生物性、人因性、工作流程及工作型態等。依評估結果區分風險等級，並實施分級管理。

4. 應定期追蹤勞工個人懷孕史及各次產檢狀況，包含抽血檢查、影像學檢查，以及個人症狀並做適當管理。

5. 應訂立孕婦跌倒、出血等事件發生之緊急應變流程。

6. 懷孕期間造成的體型、生理、活動力減緩，需周全性評估每一個職場上的風險，並依照孕婦需求調整工作型態。

案例回顧

個案原工作內容有夜間工作，工作時間需妥善調整。在接觸血液疾病及呼吸道傳播疾病須給予妥善防護具。於懷孕初期須確認疫苗注射狀態，懷孕後期須注意人因性危害。另須配合職業安全衛生法等。建議在適當的保護下做工作限制，後續可考慮安排到相對不需要久站久坐之工作，如小兒科的急診區工作等。

相關法規簡介

1. 勞動基準法第 49 條：
   ■ 雇主不得使女工於午後十時至翌晨六時之時間內工作。但

　　　雇主經工會同意，如事業單位無工會者，經勞資會議同意後，且符合下列各款規定者，不在此限：

　　　a.提供必要之安全衛生設施。

　　　b.無大眾運輸工具可資運用時，提供交通工具或安排女工宿舍。

　■前項第一款所稱必要之安全衛生設施，其標準由中央主管機關定之。但雇主與勞工約定之安全衛生設施優於本法者，從其約定。

　■女工因健康或其他正當理由，不能於午後十時至翌晨六時之時間內工作者，雇主不得強制其工作。

　■第一項規定，於因天災、事變或突發事件，雇主必須使女工於午後十時至翌晨六時之時間內工作時，不適用之。

　■第一項但書及前項規定，於妊娠或哺乳期間之女工，不適用之。

　2. 釋字第 807 號：

　　勞動基準法第 49 條第 1 項規定：「雇主不得使女工於午後 10 時至翌晨 6 時之時間內工作。但雇主經工會同意，如事業單位無工會者，經勞資會議同意後，且符合下列各款規定者，不在此限：一、提供必要之安全衛生設施。二、無大眾運輸工具可資運用時，提供交通工具或安排女工宿舍。」違反憲法第 7 條保障性別平等之意旨，應自本解釋公布之日起失其效力。

　3. 職業安全衛生法第 30 條：

　■雇主不得使妊娠中女性勞工從事下列危險性或有害性工作：

　（1）礦坑工作。

（2）鉛及其化合物散布場所之工作。

（3）異常氣壓之工作。

（4）處理或暴露於弓形蟲、德國麻疹等影響胎兒健康之工作。

（5）處理或暴露於二硫化碳、三氯乙烯、環氧乙烷、丙烯醯胺、次乙亞胺、砷及其化合物、汞及其無機化合物等經中央主管機關規定之危害性化學品之工作。

（6）鑿岩機及其他有顯著振動之工作。

（7）一定重量以上之重物處理工作。

（8）有害輻射散布場所之工作。

（9）已熔礦物或礦渣之處理工作。

（10）起重機、人字臂起重桿之運轉工作。

（11）動力捲揚機、動力運搬機及索道之運轉工作。

（12）橡膠化合物及合成樹脂之滾輾工作。

（13）處理或暴露於經中央主管機關規定具有致病或致死之微生物感染風險之工作。

（14）其他經中央主管機關規定之危險性或有害性之工作。

■ 雇主不得使分娩後未滿一年之女性勞工從事下列危險性或有害性工作：

（1）礦坑工作。

（2）鉛及其化合物散布場所之工作。

（3）鑿岩機及其他有顯著振動之工作。

（4）一定重量以上之重物處理工作。

（5）其他經中央主管機關規定之危險性或有害性之工作。

■ 第一項第五款至第十四款及前項第三款至第五款所定之工

作，雇主依第三十一條採取母性健康保護措施，經當事人
書面同意者，不在此限。

- 第一項及第二項危險性或有害性工作之認定標準，由中央
主管機關定之。

- 雇主未經當事人告知妊娠或分娩事實而違反第一項或第二
項規定者，得免予處罰。但雇主明知或可得而知者，不在
此限。

4. 女性勞工母性健康保護實施辦法。

5. 勞工健康保護規則。

參考文獻

Robin A. F. Cox, Felicity Edwards, Keith Palmer, Fitness for work 5th ed., Chapter 20 Women at work, Oxford University Press. 2013.

Talmage JB, Melhorn JM, Hyman MH. AMA Guide to the Evaluation of Work Ability and Return to Work, 2nd ed. American Medical Association. 2011

中華民國統計資訊網。109 年勞動市場概況。

中華民國統計資訊網。109 年人力資源調查性別專題分析（含國際比較）。

Pheasant S. Bodyspace. Anthropometry, ergonomics and the design of work, Taylor & Francis, London, UK

Royal College of Obstetricians and Gynaecologists website: http://www.rcog.org.uk

RCOG 'Return to Fitness: Recovering Well' leaflets: http://www.rcog.org.uk/recovering-well

ONS. Annual survey of hours and earnings, 2010 revised results. [Online] http://www.ons.gov.uk/ons/rel/ashe/annual-survey-of-hours-and-earnings/2010-revised-results/index.html

RCOG. Green-top guideline no 25: early pregnancy loss, management. London: RCOG, 2006 .

Medical manual edition 12, International Air Transport Association (IATA), July 2020.

懷孕旅客一般須知：中華航空 https://www.china-airlines.com/tw/zh/fly/on-board/inflight-health-care. Accessed January 21, 2022

孕婦登機：長榮航空 https://www.evaair.com/zh-tw/fly-prepare/special-assistance-and-inquiry/travelling-when-pregnant. Accessed January 21, 2022

18
中高齡及高齡工作者

作者：施乃甄、林家仔、朱為民
編輯：楊翰選、蔡宣致、王淳理

生活化案例分享

阿德，54 歲倉儲公司作業員，年資三十年，每日工作時數為上午八點上班，下午五點下班，偶需要至外地出差加班，近六個月內平均加班時數小於 45 小時／月。工作內容需開堆高機、負重（10-20 公斤不等），105 年開始左肩疼痛加劇，就醫經診斷有腰椎退化性關節炎併脊椎滑脫及左側五十肩，2018 年起，阿德疑似因身體機能變差，在廠區內開堆高機常發生事故，單位主管擔心讓阿德繼續開堆高機可能會影響工作場所的安全。這時，單位主管及阿德該怎麼辦呢？

疾病簡述

需要復工、配工評估的場景，不僅限於「生病的勞工」，還包含「年長的勞工」。與性別差異有些類似，老化是一種自然現象，不應被視為疾病。不可否認的是，老化會造成身體機能的衰退、改變，進而影響體力、工作能力，甚至是工作的安全性。事實上，全球各國都同樣面臨人口老化的問題，單比較鄰近亞洲國家 55 至 59 歲勞工的勞動參與率，日本為 83.7%，韓國為 74.8%，臺灣卻僅有 56.1%，相對較低。為了幫助中高齡（臺灣定義為 45 歲至 65 歲）、高齡（逾 65 歲）

工作者在職場能夠順利工作，本章節將帶著讀者一起探討老化的生理機轉。

　　老化是一種過程，在這個過程中，人體對環境適應力會隨著時間而降低。然而，有一些環境適應力的改變並非真正是老化所造成，在進行適性配工之前，我們必須先排除其他可能造成工作能力衰退的問題，例如罹患其他疾病、不合理的工作挑戰，或者是經濟、教育水準差異所造成的相對弱勢。

年齡上升所帶來的正常身體機能變化

1. 生理活動：隨著年齡上升，肌肉量會逐漸減少，進而造成肌耐力下降，並對工作表現產生負面影響。

2. 聽力：年長者容易出現對高頻率聲音的聽力缺損，但另外須注意的是，部分聽力缺損也可能與長期暴露在噪音環境相關，應加以鑑別。

3. 視力：不論是黃斑部、水晶體都會隨年紀而退化，導致移動的目標變得不容易看清楚、從事精密作業的工作能力降低、易受光線刺激，這些變化尤其對於駕駛工作者的影響相當大。

4. 觸覺與本體感覺：身體的靈敏度會隨年齡的增加而下降。根據統計，跌倒風險在 65 歲開始顯著提高，原因除了肌力下降與關節僵硬之外，衰弱的本體感覺、平衡覺也是其中的原因。

5. 心理功能：年輕與年長者的心理差異不能完全歸因於老化，有些是因為世代效應的關係，可能是因為教育水準、生活經驗所造成，在評估時要謹慎。而記憶力衰退是中高齡以上年長者普遍會遇到的問題，建議鼓勵個案使用協助記憶的輔具來幫助工作進行。當健忘不再是造成工作能力下降的主要因

素，不僅可以提昇工作效率、工作安全性，也可以適度加強年長工作者的自信心。

年齡上升所帶來的問題或疾病

1. 心血管疾病：隨著年齡增長，心血管疾病發生率與死亡率皆有上升的趨勢。心肌以及血管會變較硬、缺乏彈性，造成心臟輸出量降低及血壓上升。其中以缺血性心臟病及心臟衰竭為最常見。

2. 腦血管疾病：中風是最常見的腦血管疾病，常見症狀包含頭暈、意識改變、肢體無力等，易與其他疾病表現混淆，如低血糖、心律不整、低血壓等。因攸關腦中風的治療黃金期，症狀出現的第一時間要立即請醫護人員協助辨別。另外，失智症的成因也有可能是因為腦部的小血管阻塞所導致。

3. 惡性腫瘤：根據統計，罹癌風險會隨年紀上升而增加。以臺灣本土數據來說，男性以大腸癌、肝癌、肺癌，以及口腔癌居多；女性以乳癌、大腸癌、肺癌，和甲狀腺癌居多，且多數工作相關癌症的發生率會隨著職業危害暴露時間的累積而增加，如粉塵作業導致之肺癌、石綿作業造成的間皮細胞瘤等。換句話說，年長工作者除了年齡的因素以外，在特定工作環境中，年長者因暴露於危害的時間較久，也比年輕族群更有可能發生職業性癌症，在評估時必須仔細調查有無職業性危害的暴露史。

4. 肌肉骨骼：由於肌肉與關節長期使用造成損耗，骨關節炎為中年晚期很常見之疾病。骨骼肌肉疾病在職業傷害上以腰椎疼痛居多，除了職業傷害以外，還要小心是否為癌症之骨轉

移等其他疾病，不應一概以退化性關節炎視之。

5. 泌尿系統：失禁、頻尿、尿急為老年人常見的泌尿道症狀，然而這些問題較為私密、難以啟齒，且常帶來許多心理層面的問題如焦慮等。主動讓勞工能夠更頻繁地休息有助於改善這類問題。

6. 憂鬱：腦部老化是否加強或降低憂鬱情緒，目前尚無定論，但除了身體的變化外，年長工作者更容易面臨喪親之痛。另一方面，性吸引力的下降也是困擾此年齡的問題之一。

7. 醫源性：隨年紀增長，身體各器官功能會出現多重衰退，因此在年長工作者中，不乏須使用多重藥物的個案。藥物之間難免會有交互作用，有時可能會造成醫源性（因藥物或治療導致）的跌倒風險增加，特別是使用鎮靜劑、降壓藥等處方，要更加注意工作場所的安全性，以及建立職場支援系統（同儕互助、緊急救護）的重要性。

維持健康的方法及年長工作者須探討的議題

1. 營養、運動：良好的生活習慣，如少油、少糖、少鹽的飲食及規律的運動習慣，有助於維持身體健康。對於年長工作者而言，也有助於增進免疫系統的功能。

2. 健康管理：年長工作者若無主動反應身體不適，管理者可能無法察覺異狀。有時年長者會擔心失去工作或遭受異樣眼光，而隱瞞身體的不適症狀。因此，若能提供完善的健康管理系統，如安排定期健康檢查或醫護人員定期巡場訪視，有助於建立友善的職場環境。

3. 與基層醫療連結：除了到大醫院接受專科醫師的診療建議，

許多慢性病的治療、追蹤，必須仰賴基層醫療機構的服務。

4. 適性配工、職災復工，與職務再設計：年長工作者受傷後，可能較年輕者需要更多時間才能復原。建議雇主提供適當的復健時間與途徑，並依照個人健康風險、工作內容、工作能力進行復工評估，同時安排完善的職能復健或職務再設計，才能完成適性復配工。

5. 雇主的道德責任：「年齡歧視」是職場上常見的問題。年長者可能容易因刻板印象，被誤認為不適合從事某項工作或職位，雇主應審慎評估。我國為積極防制職場年齡歧視，中高齡者及高齡者就業促進法明定「禁止年齡歧視專章」，禁止雇主以年齡因素為差別待遇及對申訴人為不利處分等，求職者或受僱者如有遭受就業歧視，可向各地方政府勞工行政主管機關申訴。

6. 輪班、工時問題：為了避免勞工長時間連續勞動，企業應給予勞工適當的休息，讓勞工得以恢復體力；輪班制的出勤方式較常見於服務業和製造業，在更換班次時也要注意應間隔一定的休息時間。

7. 符合人體工學的工作環境：設計不良的工作環境可能容易影響年長工作者的工作表現，若能有效改善工作環境，將能使其工作效率大幅提升。事業單位在執行人因危害預防計畫時，不妨將年長工作者的需求放入考量，勞動部職業安全衛生署每年對於符合中高齡職場條件的事業單位，皆有提供相關設施的補助措施，歡迎雇主多加利用。

中高齡及高齡工作者相關工作能力評估：風險、體能、耐受性

風險

依據 *Fitness for work* 建議及中高齡及高齡工作者安全衛生指引，在年長工作者之配工、復工時，建議考量以下作業及職業。

應考量以下作業

■ 高架作業：未設有保護設施，或者是保護設施不適合中高齡、高齡工作者使用者。

■ 高低差超過 1.5 公尺以上，且未設有適當（同前項說明）保護措施之工作場所。

應考量特定職業

高危險行業如高空作業（鷹架、屋頂、消防）、鐵道作業、高壓電作業、高熔金屬、危險且未保護之機械設備、臨近開放性水池及化學液槽之作業，建議中高齡以上勞工從事相關作業應審慎評估。

體能

1. 具高齡相關多重退化或疾病史之勞工，從事高度體能及平衡能力需求之高架作業、駕駛作業、重體力勞動作業，或者長時間單獨作業時，應參酌勞工之體能狀況給予適當之工作限制，切勿以青、壯年勞工之體能標準一概衡量，避免超過年長勞工的身體負荷。

2. 視力退化、反應能力變差可能增加駕駛及操作機械時傷害到自己及他人的風險，在安排需專注用眼、需較快反應能力的工作時，需考量個案的工作能力，並配合個人調節視力用

具（如合適的眼鏡）使用。

3. 聽力損傷亦為中高齡、高齡工作者常見疾患，特別是長期處於噪音環境中作業的勞工，更容易出現聽力減退的情形。除了注重聽力保護計畫之外，擬定標準作業流程時，應考量操作者的聽覺能力。

4. 考量肌肉骨骼疾病，工作時可配合使用個人防護用具或輔具，也建議於工作期間安排適度的休息時間。

耐受性

在復配工時，需考量個案是否對於調職工作感到不認同，或公司並未提供適合的工作選項。並需追蹤是否存有年齡歧視（依照中高齡者及高齡就業促進法第二章第 12 條）。臨場健康服務人員建議定期追蹤中高齡以上勞工就醫、服藥順從性等個人健康狀況。

復工時間

中高齡工作者若遭遇職業傷害，返回職場的時間較一般勞工長。依據 *MDGuidelines* 於 2015 年對於髖骨骨折高齡勞工的建議，出院後持續居家復健可以降低其失能機會。

安排復配工所需資料／條件

1. 整體情況：在進行配工、復工諮詢前，建議個案提供最近一次就診記錄（一個月內為佳），並檢附疾病相關專科醫師開立之診斷證明書，且內容應涵蓋此次傷病理學檢查結果、檢驗及影像結果，以及治療穩定度等相關記錄。

2. 完整處方及治療方式：個案應讓協助復配工諮詢之醫護人員

充分瞭解目前治療之藥物種類、使用方式等醫囑，另外應主動告知實際使用藥物情形與曾出現之副作用等資訊。

3. 工作內容：中高齡工作者的工作風險較一般勞工為高，重要的工作資訊包含個案實際的工作內容、非常態性支援工作、輪班情形、是否操作危險機械設備，以及是否在工作中或通勤期間駕駛車輛等，所有與工作風險相關的資訊。

工作建議及注意事項

為了避免中高齡及高齡工作者遭受職場危害，勞動部職業安全衛生署制定的安全衛生指引建議，雇主應依工作場所及個人健康風險評估結果，指派或調整中高齡及高齡工作者工作，如發現其不適任特定工作時，應進行危害控制。建議採行措施如下：

1. 以作業環境改善為優先考量，包含應注意安全、照明、環境溫度，且避免噪音、人因性危害等。

2. 除了改善環境安全外，中高齡及高齡工作者的平均體能不若一般勞工，應依據健康風險評估結果進行健康保護計畫，提供適性選配工、工作調整建議，以及推動健康促進措施，如運動課程以及醫療諮詢等，以增進工作者健康。

3. 必要時輔導年長勞工進行職務再設計或職能訓練，提升中高齡及高齡工作者的工作效能。

4. 建議事業單位事先盤點醫療資源，並加入緊急應變措施當中，才能在發生不幸事件時將傷害降到最低。

虛擬案例解析：中高齡工作者之配工

虛擬案例之勞工基本資料

年齡	54
性別	男
事業單位	堆高機行
事業分類	第一類事業單位
工作狀態	正職，工作年資 30 年
輪班／加班	日班，不需輪班，偶出差
工作描述	駕駛作業、高架作業、牽線作業

虛擬案例之內容描述

54 歲男性，倉儲公司作業員，年資三十年，每日工作時數為上午八點上班，下午五點下班，偶須出差加班（工作時間變動為凌晨四點至下午四點），近半年內平均加班時數小於 45 小時／月。工作內容需開堆高機、負重（10-20 公斤不等），105 年開始左肩疼痛加劇，就醫經診斷有腰椎退化性關節炎併脊椎滑脫及左側五十肩，107 年疑似因視力退化、反應能力變差，事業單位發現個案開堆高機時常發生事故，並有多起碰撞同仁或其他機具的異常事件，部門主管建議醫護人員安排工作適性評估。

虛擬案例之工作能力評估

面向	因應	評估
風險 （Risk）	工作禁止	先確認個案視力、聽力、反應能力，如確實狀況不良，應避免安排個案操作無適當安全防護措施的高危險機械設備、高架作業等高度風險作業。
體能 （Capacity）	工作限制	1. 體能及平衡能力無法負荷時，限制長時間駕駛作業、重體力勞動作業，或者長時間單獨作業。 2. 考量視力退化、反應能力變差，建議評估個案工作能力，適度限制需專注用眼、需較快反應能力才能完成的工作，並配合個人調節視力用具（如合適的眼鏡）使用。 3. 個案目前仍須出差、加班，加班時數雖未違反勞基法規範，但考量中高齡以上勞工的基礎體能下降，且罹患心血管疾病的風險較高，一般不建議安排中高齡以上勞工經常性加班。 4. 考量腰椎退化性關節炎及左肩受傷五十肩之疾病診斷，建議避免肩部及腰部不良姿勢作業，以及肩部高度重複性作業，工作時可配合使用個人防護用具，也建議於工作期間安排適度的休息時間。
耐受性 （Tolerance）		1. 在復配工時，需考量個案是否對於調職工作感到不認同，或公司並未提供適合的工作選項。 2. 追蹤就醫、服藥順從性等個人健康狀況。
總結		中高齡工作者隨年紀的增長會面臨身體的改變，包含視力、聽力、整體活動度（肌肉量減少、反應速度變慢）的衰弱，而個案同時因長時間承受高負重工作，因而帶來腰椎退化性關節炎及左肩五十肩等傷害，因此，建議避免高負重及需高度用眼、迅速反應的工作，並減少工作量及確保使用相關保護措施及工具。

中高齡與高齡工作者復配工流程圖

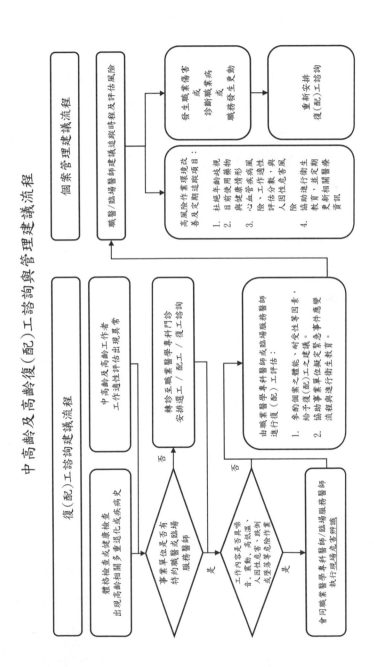

中高齡及高齡復（配）工諮詢與管理建議流程

寫給僱主：中高齡與高齡工作者復配工管理方法

1. 隨著臺灣邁入超高齡社會，您的員工中高齡的比例會越來越高。可能您也是為中高齡的老闆，面對自己邁入中高齡，您應該可以感覺到身體的活動度下降、眼睛越來越看不清楚周圍，可謂視茫茫髮蒼蒼了。因應中高齡勞工，您的工作環境需請專業醫護人員給您新的建議。

2. 為避免中高齡與高齡勞工發生緊急事件時造成人員或事業單位損害，妥善為勞工做適切的選工、配工、復工，是相當重要的預防工作。

3. 諮詢專業醫護人員設計緊急應變措施與定期追蹤辦法，能夠將意外的傷害降到最低。

4. 依照目前政府政策與法規，僱用中高齡與高齡勞工可以獲得政府補助。

結語

隨著出生率下降，再加上平均壽命延長，造成人口結構老化，就業人力結構也隨著改變。中高齡及高齡工作者不論在骨骼肌肉、心血管及呼吸系統、視力及聽力因年齡增長，能力相較年輕工作者衰弱。身體機能下降可能影響其工作表現，情況嚴重者，甚至引發職業災害。為防止該等情形發生，雇主及受僱者應實施謹慎的風險評估，如工作場所、個人健康等風險。同時，應提供預防及改善措施，如安全措施，避免噪音、溫度、人因等危害。我國勞動部職業安全衛生署對於確保中高齡及高齡工作者安全與健康亦提供許多補助及輔導措施，期盼能為此族群創造更友善的工作環境。

寫給勞工朋友的小貼士

1. 老化是自然過程。但隨著目前社會的演進，延後退休年齡已是全世界的潮流。請自我注意平常是否有些慢性病，有沒有規則服藥控制？在工作上是否時常輪班跟加班，或身體有沒有些痠痛狀況，或感到無法勝任工作？若您對上述問題有疑慮，請諮詢事業單位內的臨場健康服務人員或其他醫療資源。

2. 如感到職場內部有年齡歧視問題，如針對高齡勞工的不合理職務調動、言語或肢體暴力、威脅解僱等事件，建議向主管或臨場健康服務人員主動提出。

3. 勞工朋友應隨時注意工作環境。是否有您無法忍受的噪音？作業環境是否照明充足？作業環境溫度是否溫差較大？因工作導致之肌肉骨骼疼痛？另外，是否經常獨自一人作業？須從事無安全措施的危險性作業？如有上述情形，建議與臨場健康服務醫護人員討論。

4. 目前我國駕駛資格限制：若為一般駕駛人，七十五歲以上需經過體檢及認知功能測驗才能換照，且效期為三年。若為職業駕駛人，六十歲以上換發時需接受體格檢查合格，有效期限為一年；六十八歲至七十歲之職業駕駛則需通過體格檢查及認知測驗，若通過後有效期間為一年。

寫給醫護同仁的小貼士

1. 進行中高齡或高齡勞工復工、配工時，應尊重其經年累積的職場經驗，以和緩的態度與勞工討論身體方面可能的生理變化，提醒勞工需注意平常慢性病的控制與治療，並用對方可

以理解的方式，解釋工作環境中可能存在之風險與危害。

2. 預防勝於治療，特別在具有高度工作危險性的事業單位內執行臨場健康服務時，應主動搜尋是否有中高齡及高齡勞工，並依照指引完成工作適性評估表。

3. 職災發生時，緊急應變措施執行的好壞，對於中高齡以上的勞工來說，預後影響相當深遠，平時應多留意相關措施的衛生教育落實情形，與防護器具的配戴狀況。

案例回顧

臨場健康服務護理師因上述情形安排阿德與醫師面談，訪談時才發現阿德亦認同自己操作堆高機的工作能力下降，也擔心後續會釀成更嚴重的事故，但仍希望能夠保有工作權，可以接受調整成其他較不牽涉安全性的工作。與醫師討論後，阿德願意由原本操作堆高機的現場作業人員調整為環境清潔人員，單位主管也給予阿德另一項重要任務——對於阿德過去較擅長的作業，可利用時間指導年輕員工掌握工作技巧。後續追蹤阿德在重新配工後工作狀況良好，但健康檢查發現血脂肪升高（總膽固醇／低密度脂蛋白膽固醇：227/165mg/dL）。再次安排諮詢時，除衛教阿德應正視三高問題，也幫阿德計算十年心血管風險，結果顯示為高風險。調查其工作狀態，已無加班、外地出差等事實，醫師建議阿德儘速至心臟內科就診，並依照醫囑接受治療。

相關法規簡介

1. 道路交通安全規則第 64-1 條：年滿六十歲職業駕駛人，應每年至中央衛生主管機關評鑑合格醫院做體格檢查一次。逾六十八歲之小型車職業駕駛人及汽車運輸業所屬逾六十五歲之

大型車職業駕駛人，應符合對應之體格檢查合格基準。

2. 中高齡者及高齡者就業促進法第 12 條：雇主對求職或受僱之中高齡者及高齡者，不得以年齡為由予以差別待遇。

3. 中高齡者及高齡者就業促進法施行細則第 6 條：職務在設計，為協助中高齡者及高齡者排除工作障礙，以提升其工作效能與穩定就業所進行之改善工作設備、工作條件、工作環境及調整工作方法之措施。

參考文獻

Henry N. Goodall and John Grimley Evans, Fitness for work 5th ed., Chapter 26 The older worker, Oxford University Press. 2013.

中高齡及高齡工作者安全衛生指引（勞動部職業安全衛生署 109 年 12 月訂定）

職業傷病復配工實務，臺大新竹分院環境暨職業醫學部葉詩帆醫師

職業傷病服務網

中華民國環境職業醫學會職業性旋轉肌袖症候群認定參考指引、職業性腰椎椎間盤突出認定參考指引

中華民國行政院交通部公路目道路交通安全規則

中華民國行政院勞動部就業服務目中高齡者及高齡者就業促進法

中華民國行政院勞動部就業服務目中高齡者及高齡者就業促進法施行細則

Edgren J, Salpakoski A, Sihvonen SE, Portegijs E, Kallinen M, Arkela M, Jäntti P, Vanhatalo J, Pekkonen M, Rantanen T, Heinonen A, Sipilä S. Effects of a home-based physical rehabilitation program on physical disability after hip fracture: a randomized controlled trial. J Am Med Dir Assoc. 2015 Apr; 16 (4): 350.e1-7. doi: 10.1016/j.jamda.2014.12.015. Epub 2015 Feb 14. PMID: 25687927.

19 人類免疫缺乏病毒

作者：陳佩渝、楊翰選、胡松原
編輯：楊翰選、王淳理

生活化案例分享

　　阿華在一家腳踏車零件製造商工作好幾年，平時擔任技術員，某次工作中突然身體不舒服就醫，竟意外發現已經感染愛滋病病毒（HIV）！阿華不可置信之餘，還是把這件事情告訴廠護。廠護知道後，一面擔心阿華如果身體再次不舒服，工廠內遍布的尖銳物品會讓阿華受傷與增加疾病傳染的風險，一面也很怕病情曝光後，阿華在廠內會被投以異樣的眼光，因此諮詢職業醫學科醫師應該如何調整工作，及建立工作安全衛生規範。

疾病簡述

何謂人類免疫缺乏病毒？

　　人類免疫缺乏病毒（Human Immunodeficiency Virus, HIV），俗稱愛滋病病毒，會破壞人類的免疫系統。但感染 HIV 不等於發病（罹患愛滋病）！只有當免疫力變差，出現伺機性感染的症狀時，才被稱為後天免疫缺乏症候群（Acquired Immunodeficiency Syndrome, AIDS），也就是所謂的愛滋病。

　　本章蒐集客觀證據，希望能消除過往的迷思與歧見，並協助事業

單位為其適配友善的職場環境。

流行病學

　　根據中華民國衛生福利部疾病管制署資料顯示，自 73 年開始至 110 年 6 月止，國內累積 HIV 感染者達 43,077 人，其中高達九成以上的人正處於工作年齡。HIV 以性行為傳染為主要的傳染途徑，此外，也可經由血液接觸（輸血、共用針頭、器官移植）、母子垂直感染而傳播。受到 HIV 感染的人若未經過治療，平均會於十年後出現症狀。影響其發病速度的因子包括年齡、社經地位及教育程度、基因型態等等。

症狀

　　感染初期通常只會出現輕微且無特異性的症狀，故常被視為感冒而不會前往就醫。然而當免疫系統遭受破壞到一定程度（白血球中的 CD4 < 200 cells/mm^3），身體的器官如肺部、腸胃道、神經系統、眼睛、皮膚就會出現各種伺機性感染，如結核病、口腔食道念珠菌感染、卡波西氏肉瘤、帶狀皰疹等等。

治療

　　1990 年代出現的高效能抗愛滋病毒治療（HAART），也就是俗稱的雞尾酒療法，使愛滋病成為一種可控制的慢性疾病，不僅讓存活率顯著增加，改善了生活品質，也讓感染者能繼續於職場工作。然而，由於社會上的歧視與汙名化，使得這些感染者即使身體狀況允許，也難以進入職場，抑或是常遭受到不平等的對待。

國際共識「U=U」

世界衛生組織（WHO）在 2018 年正式公告，接受正確治療且已經持續六個月以上偵測不到病毒量的 HIV 感染者，其透過性行為傳染其他人的風險小到可以忽略。U=U 的意思為檢測不到病毒（Undetectable）即不具傳染力（Untransmittable），鼓勵感染者儘速接受正確的治療。

人類免疫缺乏病毒相關工作能力評估：風險、體能、耐受性

風險

由於 HIV 有特定傳染途徑，一般日常生活、共同工作並無傳染他人或造成其他公共危害之虞，因此不得拒絕感染者的就業權益。勞工健康保護規則之附表十二亦沒有提及宜考量疾病之相關建議。

體能

HIV 感染者的免疫力可能逐漸變差，特別是併發後天免疫缺乏症候群（俗稱愛滋病）後，需避免接觸伺機性感染源，因此受 HIV 感染的醫護人員或照顧服務員，應減少接觸如肺結核患者或相關工作環境。此外，托育服務人員及可能接觸到動物的工作者，也需注意相關的感染源，應於接觸到體液、唾液、排泄物後妥善地清潔。

研究顯示有 15% 至 40% 的 HIV 感染者罹患憂鬱症，因此雖然抗愛滋病毒藥物可有效降低死亡率及延長平均餘命，但病毒帶來的心理衝擊和陰影，仍會造成患者嚴重的心理壓力及情緒障礙，進而影響其工作表現，需要家庭、社區及職場的共同支持。

耐受性

　　目前已經發展出很好的藥物治療方式，即使已經罹患愛滋病，在規律接受治療的情況下，個案的生活與工作能力仍與一般人無異，但需注意個案使用藥物的順從性與就醫狀況，確保疾病在控制當中。

　　雖然在職場很少發生 HIV 病毒傳染的案例，但仍須注意個案配合安全作業規範的程度，避免因工作不慎而增加受傷的風險。此外，特定職場如**醫療院所、長期照護單位**等，因工作中容易接觸他人血液或體液，疾病傳染風險較高，應該更加提升工作安全規範的要求。

復工時間

　　依據 *MDGuidelines*，感染人類免疫缺乏病毒的個案，在接受初期藥物治療的合理休養天數如下：靜態工作的最適休養天數為 1 天；輕度負荷工作最適建議休養天數為 3 天；中度負荷工作最適建議休養天數為 5 天；重度與非常重度負荷的工作，最適建議休養天數為 7 天（見下表）。

人類免疫缺乏病毒初期治療期之合理休養天數

工作型態	最短	最適	最長
靜態工作	0	1	7
輕度負荷	0	3	14
中度負荷	0	5	28
重度負荷	0	7	35
非常重度負荷	0	7	42

安排復配工所需資料／條件

1. 整體情況：近期回診之檢驗結果，包含身心狀態之診斷、新發生的症狀、是否出現其他伺機性感染、近期免疫功能、愛滋病毒量及抗愛滋病毒藥物治療情形。此外，也可詢問其對自身病情的瞭解程度，並評估其人際關係及交友狀況。
2. 完整處方用藥及使用方式：記錄過去、現在，與未來預計接受的治療方式，並瞭解可能出現的副作用。
3. 工作內容：記錄工作型態及相關的防護措施，是否需做工作時數、工作環境之調整與改善。

工作建議及注意事項

1. 僱用前注意事項：感染 HIV 病毒不會影響工作能力，且過去鮮少有因執行公務而傳染疾病的案例報告。根據就業服務法與人類免疫缺乏病毒傳染防治及感染者權益保障條例，雇主不得予以歧視，拒絕 HIV 感染者就業或予以其他不公平待遇。
2. 職場環境調整與個人防護建議：
   - 工程控制：提供具有安全防護裝置的適當設備，盡可能減少人為疏失機會。
   - 行政管理：對所有可能接觸危險設備的勞工施行教育訓練，建立安全工作守則與規範，並定期確認勞工接受教育的情形與工作規範的落實狀況。如個案因疾病出現體能與抵抗力下降的變化，應給予適當的工作調配與治療彈性。
   - 個人防護：對於不可避免的工作危險，雇主應提供適當防

護具。免疫力較差的勞工,可自行準備適合自己的個人防護具,如高防護等級的口罩、面罩、手套及防護衣等。

3. 感染控制:人類免疫缺乏病毒感染屬於法定第三類傳染病。根據傳染病防治法第 42 條,事業單位負責人如發現疑似傳染病病人或其屍體,未經醫師診斷或檢驗者,應於 24 小時內通知當地主管機關。事業單位亦需配合衛生主管機關在內部控制傳染病感染。

虛擬案例解析:人類免疫缺乏病毒感染之配工

虛擬案例之勞工基本資料

年齡	40 餘歲
性別	男性
事業單位	腳踏車零組件製造業
事業分類	第一類事業單位
工作狀態	作業員
輪班/加班	固定下午班工作(個案無輪班)
工作描述	腳踏車金屬零件成形,定點站立工作,無搬運作業。

虛擬案例之內容描述

40 餘歲男性,於訪視數週前初次發生昏厥症狀,經救護車送往區域醫院急診,腦部電腦斷層檢查無明顯病變,但胸部 X 光檢查懷疑右側肺部感染,因故轉診至醫學中心。醫學中心之痰液培養發現為黴菌感染,遂接受後續住院治療,住院期間因昏厥病史會診心臟科,經超音波診斷肺動脈高壓,個案雖於肺炎治癒後順利出院,但數週後

因肺動脈高壓原因未明，再次於心臟科住院接受後續檢查，發現 HIV 感染為陽性反應。

　　個案職位為腳踏車零件製造業技術員，工作內容為製造腳踏車金屬零件，需操作 CNC 車床機械。廠護擔心製造尖銳零件過程可能會造成個案受傷，有機會將病毒傳染給其他勞工，另個案操作的機械設備有壓砸卷夾的風險，希望評估具昏厥病史的個案是否需調整工作內容。

虛擬案例之工作能力評估

面向	因應	評估
風險 （Risk）	工作禁止	1. 個案初診斷感染人類免疫缺乏病毒，且伴隨肺動脈高壓等疾病，建議先禁止其從事高溫作業、異常氣壓作業、高架作業、重體力勞動作業（肺動脈高壓之心血管疾病），以及獨自作業。
體能 （Capacity）	工作限制	1. 考量尖銳物品的切割傷風險，建議降低操作高風險機械的機會，並配合個人防護具使用。 2. 考量昏厥病史，建議操作壓砸卷夾機械時，應確保防護措施，或降低獨自操作機台之機會，並考量站立工作時發生昏厥之可能性，操作位置宜遠離高風險區。如無法確保能夠妥善控制個案之工作風險，建議限制從事高風險作業。 3. 此外，肺動脈高壓可能出現疲勞、喘的症狀，建議避免密閉或高溫工作環境，以及從事夜班輪班工作，以免加重疾病症狀與增加工作上的風險。

耐受性 （Tolerance）		1. 若因工作環境或個人因素無法配合使用防護措施，需加強安全衛生教育訓練，並以書面安全規範為輔。 2. 若個案不希望透露病情，需尊重其隱私，但仍須確認個案瞭解相關安全規範並能夠確實執行，降低血液傳染之風險。
總結		HIV 有特定傳染途徑，一般日常生活、共同工作少見傳染他人之虞，然而仍應減少個案於工作中受傷的風險，並提醒其保護自己也保護旁人的重要性。 個案的工作內容無高溫作業、異常氣壓作業、高架作業、重體力勞動作業，也無夜間工作情形。然而由於個案昏厥及肺動脈高壓原因未明，建議減輕工作量及確保防護措施，並考慮再次昏厥的可能性，討論是否改操作危險性低的機械。 依照法律規定，不得隨意洩漏他人病情，因此，在做好防護措施及衛生教育訓練之外，也應保護其隱私，避免惡意散播病情及歧視的可能性出現。

感染人類免疫缺乏病毒復配工流程圖

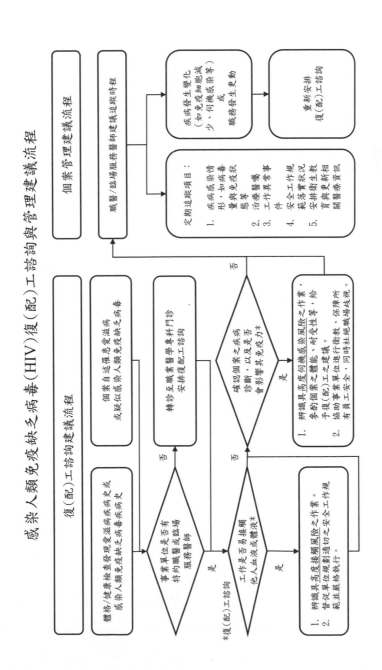

寫給雇主：感染人類免疫缺乏病毒復配工管理方法

1. 建立安全作業規範：透過血液及體液傳染的疾病眾多，如事業單位屬於容易接觸他人血液、體液的特定職業場所，不論單位內部有無 HIV 感染者，都應劃分事業單位內**高度危險性**與**高度接觸風險**之作業，並針對兩者制定安全作業規範，避免勞工處於生物性危害之中。

2. 教育訓練：若感染 HIV 的個案願意讓單位內特定同事知曉其感染 HIV，可建立該員相關衛教觀念，並確保維護其隱私。此外，也建議針對家屬與其他同事接受一般急救訓練，瞭解若出現昏厥等特殊突發狀況時，應如何協助與應對。

3. 公司應追蹤管理資料：定期追蹤疾病狀態，包含抽血檢查、影像學檢查，並瞭解其身心靈的負擔，以考量是否需調整與改善工作時數、工作環境。

4. 善盡善良管理人職責：HIV 個案提供個人健康資料予事業單位保管與管理時，雇主應為其保密，且避免職場歧視出現，除了可能損及事業單位之生產力與團隊氣氛之外，更可能因此觸法，故不得不慎。

結語

　　過去由於 HIV 的高死亡率及不可治癒性，造成全世界極大的恐慌，然而隨著醫療技術的進步及抗愛滋病藥物的發現，已大幅提升存活率並改善其生活品質。即使在高度傳染風險之醫療院所內，感染 HIV 之醫事人員將病毒傳染給病患的機率極低，醫療機構預防血液傳染病最有效的方式為落實標準防護措施，且高效能抗愛滋病毒治療已

可有效控制感染者的血漿病毒量，並大幅降低傳染給其他人的機率，因此根據「感染愛滋病毒醫事人員執業指引」，對於感染愛滋病毒的醫事人員，除執行易暴露程序時應考量其疾病控制狀態予部分限制之外，不應禁止其執業。評估人類免疫缺乏病毒感染者之復配工時，須考量的層面很多，期許本章能為廣大 HIV 患者提升職場環境安全，消除過往的迷思與歧見，保障應有的工作權益。

給勞工朋友的小貼士

1. 人類免疫缺乏病毒感染的初期可能沒有症狀或僅有輕微症狀，當出現明顯症狀時，往往已伴隨嚴重併發症或處於免疫力低下狀態，高危險族群應養成定期自主篩檢的習慣。

2. 如發現早，感染者在接受正確治療下可保有正常社交活動與工作能力，生活與一般人無異，且連續六個月以上檢測不到病毒即不具傳染力。

3. 我國有多條法律保障人類免疫缺乏病毒感染者的就業、就學、就醫權等權力，勞工與雇主皆需瞭解相關法律規範。

4. 根據人類免疫缺乏病毒傳染防治及感染者權益保障條例，受感染者應向醫事人員告知其已感染人類免疫缺乏病毒。

給醫護同仁的小貼士

1. 人類免疫缺乏病毒感染者出現首次症狀的差異非常大，當不確定疾病診斷時，建議轉診專科門診。

2. 除了感染控制之外，對於人類免疫缺乏病毒感染者的復配工，更重要的是異常事件的預防方法，為避免觸法與造成職場歧視，建議雇主提供足夠安全的職場環境與設施、設備是

最好的預防措施，其次才是行政管理與個人防護具的使用。

3. 醫護人員有保密個案醫療資訊的義務，在事業單位各單位之間溝通的過程中，務必注意保障個人資訊的資訊安全。

案例回顧

臨場服務時，職業醫學專科醫師建議事業單位與阿華適度減輕工作量，改操作危險性低的機械，並於工作環境中設置相關防護措施及加強安全衛生教育訓練。針對阿華的配工評估建議如下：

1. 因個案仍有昏厥風險，建議避免於高度危險且無安全防護裝置的環境工作，高度危險工作如操作具壓砸卷夾風險的器械、尖銳物品等。

2. 建議可於個案工作環境中設置緊急急救鈴、無線呼叫裝置、配戴工地安全帽等，以減少危險發生。

3. 可向常一起共事的同事說明其昏厥病史，並告知工作中可能出現疲勞、喘等情形，請對方適時提供協助。

相關法規簡介

1. 「就業服務法」第 5 條第 2 項第 2 款：雇主不得要求員工提供非屬就業所需之隱私資料，如 HIV 檢驗報告。

2. 「勞工健康保護規則」第 16 條及附表九、附表十：一般作業或特別危害作業皆未規定需檢查愛滋病毒抗體。

3. 「人類免疫缺乏病毒傳染防治及感染者權益保障條例」
   - 第 4 條第 1 項：感染者之人格與合法權益應受尊重及保障，不得予以歧視，拒絕其就學、就醫、就業、安養、居住或予其他不公平待遇。

- 第 12 條第 1 項：感染者有提供其感染源或接觸者之義務；就醫時，應向醫事人員告知其已感染人類免疫缺乏病毒。但處於緊急情況或身處隱私未受保障之環境者，不在此限。

- 第 14 條：主管機關、醫事機構、醫事人員及其他因業務知悉感染者之姓名及病歷等有關資料者，除依法律規定或基於防治需要者外，不得洩漏該項資料。因此，醫療機構不得逕將檢驗結果通知雇主、學校或其他無關之單位或人員，以保障民眾權益及隱私。

4. 傳染病防治法第 42 條：下列人員發現疑似傳染病病人或其屍體，未經醫師診斷或檢驗者，應於二十四小時內通知當地主管機關：

- 旅館或店鋪之負責人。

- 運輸工具之所有人、管理人或駕駛人。

- 機關、學校、學前教（托）育機構、事業、工廠、礦場、寺院、教堂、殯葬服務業或其他公共場所之負責人或管理人。

- 安養機構、養護機構、長期照顧機構、安置（教養）機構、矯正機關及其他類似場所之負責人或管理人。

- 旅行業代表人、導遊或領隊人員。

參考文獻

衛生福利部疾病管制署（2021）。人類免疫缺乏病毒（愛滋病毒）感染

衛生福利部疾病管制署（2021）。愛滋病統計資料，取自 https://www.cdc.gov.tw/Category/Page/rCV9N1rGUz9wNr8lggsh2Q

Fitness for work Chapter 23 Human immunodeficiency virus, Paul Grime and Christopher Conlon.

勞工健康保護規則 附表十二。修正日期民國 110 年 12 月 22 日。

人類免疫缺乏病毒傳染防治及感染者權益保障條例。修正日期民國 110 年 01 月 20 日。

就業服務法。修正日期民國 107 年 11 月 28 日。

勞工健康保護規則。修正日期民國 110 年 12 月 22 日。

傳染病防治法。修正日期民國 108 年 06 月 19 日。

MDGuidelines®

作者簡介

（以姓名筆畫排序）

王淳理

臺南人，1987 年生。家庭醫學／肥胖醫學／骨質疏鬆／安寧緩和專科醫師。現任臺中榮總家醫科主治醫師，同時於職業醫學科受訓中。除了家醫科常見的慢性疾病及健康管理，也關心臺灣勞工的安全就業議題。

白元懿

畢業於國防醫學院醫學系，現任臺中榮民總醫院家庭醫學科醫師。喜歡小貓、小狗、小動物；喜歡看山、看水和跑步。

朱為民

1983 年生，現任臺中榮總家庭醫學部家庭醫學科主任、國立陽明交通大學醫學系助理教授、國立中興大學學士後醫學系助理教授、臺灣在宅醫療學會理事、中華民國環境職業醫學會副祕書長。家庭醫學／職業醫學／老年醫學／安寧緩和專科醫師、2016 TEDxTaipei 講者。畢業於國防醫學院醫學系、臺灣大學健康政策與管理研究所碩士、中山醫學大學醫學研究所博士。喜愛閱讀、音樂、電影及戲劇，多元關注臺灣高齡化、中高齡就業及善終議題。著有《預約，好好告別》、《人生的最後期末考》、《故事力：TED 專業講者親授，職場簡報、人際溝通無往不利》（合著）、《走過道謝、道歉，可以無憾

道愛、道別》。生命志業是協助中高齡族群，在人生後半場的每個階段，都能擁有選擇的權利。

何欣恩

7 年級生，畢業於國防醫學院醫學系、中山醫學大學醫學研究所碩士，中山醫學大學醫學研究所博士修業中。現任國軍臺中總醫院家庭醫學科主治醫師。家庭醫學／職業醫學專科醫師。專長為基層醫療、中高齡照護與勞工職業傷病診療。

李岩洋

嘉義人，國防醫學院醫學系畢業，進階開放水域潛水員，目前任職於臺中榮民總醫院內科住院醫師。

白天工作，晚上讀書，假日批判；期盼以人民的法槌，打倒名為資本主義的高牆。

李研永

中山醫學大學醫學系畢業。現任職臺中榮民總醫院內科住院醫師。

吳俊穎

高雄人。中山醫學大學畢業。

塵世中一迷途小書僮，喜歡心臟相關病生理，有幸有機會參與本書籍之撰寫，深感萬幸！

吳柏寬

2019 年從臺北醫學大學醫學系畢業，於臺中榮總擔任不分科住

院醫師。希望這本書可以幫助到有需要的人。

林宇力

國立高雄大學法律碩士，臺灣律師高考及格。現職為臺中榮民總醫院職業醫學科主治醫師，於中華民國環境職業醫學會任法律顧問、法規及公關傳播委員會委員。研究興趣為職業醫學、勞動法律、職災權益。期待結合醫學思維與法律視角，探究職場難題的衡平解答。

林承賦

國防醫學院醫學系畢業，之後在中山醫學大學醫學研究所取得碩士學位，目前任職於臺中榮民總醫院高齡醫學中心。致力於成為真正的「家庭醫師」而努力，從 cure 到 care，從復能到賦能。

林家伃

陽明大學醫學系畢業，臺中榮總訓練，現任職於苗栗大千綜合醫院。

為家醫、安寧、肥胖症專科醫師，有 ACE-CPT 美國運動委員會私人教練證照。

林盈宏

畢業自國立陽明大學醫學系，後於臺中榮總任職家庭醫學科專科醫師，愛好陽光、旅行與音樂。

對於「上醫治未病」的理念深感認同，致力於民眾生活習慣、家庭、職場的健康促進，希望自己微小的努力能成為支點，協助更多人遠離疾病傷害，守護每個家庭的靜好歲月。

胡松原

現職：臺中榮總急診醫學科主任（2018.12 ～迄今）、國立中興大學專任助理教授。

學歷：中國醫藥大學醫學系畢業、中山醫學大學醫學研究所碩士、博士。

經歷：臺中榮總急診部住院醫師、總醫師、主治醫師、急診部臨床毒物科代理主任、急診部臨床毒物科主任、急診部任務編組副主任。

專科證照：內科醫學、急診醫學、職業醫學、重症醫學、老人急重症醫學、臨床毒藥物專科醫師。

洪恩琪

七年級生，南投人。國防醫學院醫學系畢業。臺中榮總職業醫學會訓練並取得專科醫師執照。現為臺中榮總嘉義分院家醫暨職醫科主治醫師。

施乃甄

生長於臺中，中國醫藥大學醫學系畢業，之後也於中國醫藥大學取得公共衛生碩士學位。目前任職於臺中榮民總醫院家庭醫學部醫師。

陳佩渝

畢業於國立陽明大學（現更名為國立陽明交通大學），曾行醫於臺北榮民總醫院、亞東紀念醫院、奇美醫院等醫學中心，目前於臺中榮民總醫院服務。喜愛閱讀，更喜愛分享閱讀所學。願將更健康、更

全面的知識，以輕鬆且易懂的方式，呈現給身邊的每個朋友。

陳羿蒽

耳東陳，后羿的羿，恩惠的恩上面加草字頭，那個字也念ㄣ。臺中出生，小二時搬到臺南，大學漂到臺北讀書。臺北醫學大學畢業後，又回到臺中工作結婚定居。養了三隻貓分別叫做肉肉、菜菜跟燕麥，身上每個縫隙都是貓毛，工作都是為了賺買罐罐的錢。

郭亭均

國防醫學院醫學系畢業，臺北人。曾任職臺中榮總，目前為臺北榮總精神科住院醫師。希望對此書微薄的貢獻，能回饋到職場安全與勞工健康。

郭哲宇

目前於中國醫藥大學公共衛生學系研究所就讀。

現任臺中榮總急診部主治醫師，跟隨職業醫學科詹毓哲主任的指導開始職業醫學領域的相關學習。在急診緊湊的工作節奏中能轉換身分，以職醫的角色在工廠與事業單位中從不同的角度關心員工的健康議題。

期許自己能藉由所學結合急診實務與職業醫學，為業界的勞工朋友提供一點幫助。

專長為急診醫學，環境職業醫學。

許良維

國防醫學院醫學系學士，現任臺中榮總住院醫師，本身也是容易

緊張引發腸躁症，因此知道工作環境與勞工健康的影響，希望貢獻棉薄之力，提供各式勞工復配工的實務幫助。

黃慈雯

　　嗜甜的高雄女生，臺北醫學大學醫學系畢業。重度咖啡成癮（考過國際手沖咖啡師證照），喜歡攝影（拍過金曲新人專輯），熱愛古典樂（主修雙簧管好多年）。現階段最大的人生目標就是成為一位很帥很強的麻醫。

詹毓哲

　　畢業於高雄醫學大學醫學系、深造畢業於臺灣大學職業醫學與工業衛生研究所博士班，具有內科醫學、急診醫學、職業醫學、重症醫學、公共衛生、流行病學等專長。現任臺中榮總職業安全衛生室主任、臺中榮總急診部職業醫學科主任、中山醫學大學醫學系助理教授、中華民國環境職業醫學會理事。臨床第一線看多了職場急性傷病所造成的遺憾，更致力於預防勝於治療的職場預防醫學、友善職場導入，期盼讓每位工作者及其家人安心幸福。

楊方綾

　　陽明醫學系畢業，現為家庭醫學專科醫師及勞工健康臨場服務醫師，和一隻三花貓居住在臺中。

楊翰選

　　長庚大學中醫系學士、臺灣大學事業經營碩士。現職於臺中榮總急診部職業醫學科。

　　跟著妻子學習實踐零廢棄生活的理念，合著有《沒有垃圾的公寓生活》一書。

　　熱衷學習，喜歡嘗試困難而有意義的事物。熟了以後會發現其實話很多，但比起說話更喜歡動手做事。

　　因緣際會下一頭栽進職業醫學的領域，還拔不出來。

蔡宣致

　　七年級初段班，國防醫學院畢業。喜歡從事可與人溝通的工作。在安寧緩和、家庭醫學、海底醫學、職業醫學皆有著墨。行動慢但想法跳很快。目前任職於國軍臺中總醫院家庭醫學科，正在臺中榮總職業醫學科受訓。

蔡政翰

　　現職臺中榮總嘉義暨灣橋分院副院長，急診醫學、重症醫學、職業醫學專科醫師。

　　從急重症轉戰職業醫學的契機，來自於緊急應變與急性職業相關急症，這是一門值得令人深思與終身學習的學問。分析身體的症狀與工作中危險因子之間因果關係，必須考量許多相關的因素，如危險因子的強弱、時序性、一致性、疾病自然史、個人病史與體質等，在有限的科學證據下，探究真實的病因。

鍾世宇

　　國立陽明大學醫學士，現任臺中榮總埔里分院家庭醫學科、職業醫學科主治醫師。

　　專長為職業醫學、企業臨場健康服務、家庭醫學、預防醫學。

蘇致軒

　　雲林人，國立陽明大學醫學系畢業，任職於臺中榮民總醫院家庭醫學部。目前於臺中榮民總醫院接受職業醫學專科訓練中。

國家圖書館出版品預行編目資料

傷病之後：職場復工與配工實務手冊 / 臺中榮民總醫院詹毓哲等著 . -- 初版
. -- 臺北市 : 商周出版 : 英屬蓋曼群島商家庭傳媒股份有限公司城邦分公
司發行 , 2022.08
面；　公分 . --(Live & learn ; 103)

ISBN 978-626-318-310-0（平裝）

1.CST: 國民健康管理 2.CST: 勞工衛生 3.CST: 職業衛生

412.5   111007481

傷病之後──職場復工與配工實務手冊

作　　　者／臺中榮民總醫院詹毓哲等
責 任 編 輯／余筱嵐
編 輯 協 力／吳麗雯

版　　　權／林易萱、吳亭儀
行 銷 業 務／林秀津、周佑潔、黃崇華
總　編　輯／程鳳儀
總　經　理／彭之琬
發　行　人／何飛鵬
法 律 顧 問／元禾法律事務所　王子文律師
出　　　版／商周出版
　　　　　　臺北市 104 民生東路二段 141 號 9 樓
　　　　　　電話：(02) 25007008　傳真：(02) 25007759
　　　　　　E-mail：bwp.service@cite.com.tw
　　　　　　Blog：http://bwp25007008.pixnet.net/blog
發　　　行／英屬蓋曼群島商家庭傳媒股份有限公司 城邦分公司
　　　　　　臺北市中山區民生東路二段 141 號 2 樓
　　　　　　書虫客服服務專線：02-25007718；25007719
　　　　　　服務時間：週一至週五上午 09:30-12:00；下午 13:30-17:00
　　　　　　24 小時傳真專線：02-25001990；25001991
　　　　　　劃撥帳號：19863813；戶名：書虫股份有限公司
　　　　　　讀者服務信箱：service@readingclub.com.tw
　　　　　　城邦讀書花園：www.cite.com.tw
香港發行所／城邦（香港）出版集團有限公司
　　　　　　香港灣仔駱克道 193 號東超商業中心 1 樓；E-mail：hkcite@biznetvigator.com
　　　　　　電話：(852) 25086231　傳真：(852) 25789337
馬新發行所／城邦（馬新）出版集團 Cite (M) Sdn. Bhd.
　　　　　　41, Jalan Radin Anum, Bandar Baru Sri Petaling, 57000 Kuala Lumpur, Malaysia.
　　　　　　Tel: (603) 90578822　Fax: (603) 90576622　Email: cite@cite.com.my

封 面 設 計／李東記
排　　　版／邵麗如
印　　　刷／韋懋印刷事業有限公司
總　經　銷／聯合發行股份有限公司
　　　　　　電話：(02)2917-8022　　傳真：(02)2911-0053
　　　　　　地址：新北市 231 新店區寶橋路 235 巷 6 弄 6 號 2 樓

■ 2022 年 8 月 18 日初版　　　　　　　　　　　　　　Printed in Taiwan
定價 600 元

城邦讀書花園
www.cite.com.tw

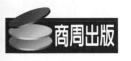
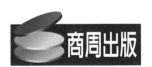

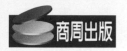

讀者回函卡

線上版讀者回函卡

感謝您購買我們出版的書籍！請費心填寫此回函卡，我們將不定期寄上城邦集團最新的出版訊息。

姓名：＿＿＿＿＿＿＿＿＿＿＿＿＿＿＿＿＿＿＿ 性別：□男 □女

生日：西元＿＿＿＿＿＿年＿＿＿＿＿＿月＿＿＿＿＿＿日

地址：＿＿＿＿＿＿＿＿＿＿＿＿＿＿＿＿＿＿＿＿＿＿＿

聯絡電話：＿＿＿＿＿＿＿＿＿＿ 傳真：＿＿＿＿＿＿＿＿

E-mail ：

學歷：□ 1. 小學 □ 2. 國中 □ 3. 高中 □ 4. 大學 □ 5. 研究所以上

職業：□ 1. 學生 □ 2. 軍公教 □ 3. 服務 □ 4. 金融 □ 5. 製造 □ 6. 資訊
　　　□ 7. 傳播 □ 8. 自由業 □ 9. 農漁牧 □ 10. 家管 □ 11. 退休
　　　□ 12. 其他＿＿＿＿＿＿＿＿＿＿＿＿＿＿＿＿＿＿

您從何種方式得知本書消息？
　　　□ 1. 書店 □ 2. 網路 □ 3. 報紙 □ 4. 雜誌 □ 5. 廣播 □ 6. 電視
　　　□ 7. 親友推薦 □ 8. 其他＿＿＿＿＿＿＿＿＿＿＿＿＿＿

您通常以何種方式購書？
　　　□ 1. 書店 □ 2. 網路 □ 3. 傳真訂購 □ 4. 郵局劃撥 □ 5. 其他＿＿＿＿

您喜歡閱讀那些類別的書籍？
　　　□ 1. 財經商業 □ 2. 自然科學 □ 3. 歷史 □ 4. 法律 □ 5. 文學
　　　□ 6. 休閒旅遊 □ 7. 小說 □ 8. 人物傳記 □ 9. 生活、勵志 □ 10. 其他

對我們的建議：＿＿＿＿＿＿＿＿＿＿＿＿＿＿＿＿＿＿＿＿
　　　　　　　＿＿＿＿＿＿＿＿＿＿＿＿＿＿＿＿＿＿＿＿＿
　　　　　　　＿＿＿＿＿＿＿＿＿＿＿＿＿＿＿＿＿＿＿＿＿